入門医療数学
―医療を科学的に理解するために―

昭和大学富士吉田教育部講師　鈴 木 桜 子 著

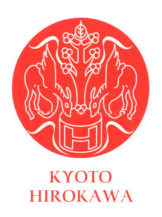

KYOTO
HIROKAWA

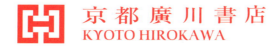

ま え が き

　本書は，医療系学部，主に薬学系学部の初年次の学生を対象とした，微積分に重点をおいた基礎的な数学の入門書です．多くの私立大学で数Ⅲが受験範囲ではないことを考慮し，数Ⅲ＋αの内容の中から学部で必要となる項目に絞って扱うことにしました．

　基礎数学，微積分学の入門書は数多くありますが，あえて "医療系学部，主に薬学部の" というのには理由があります．

　　　　導入部分や例題・演習問題に医療的な例を豊富に散りばめてある

ということが本書の大きな特徴です．

　医療系学部の学生は，医師になる，薬剤師になる…というように将来の職業を決めて入学してくるので，職業に関係なさそうな勉強には関心を示さない傾向があります．その中でも数学は不人気科目のようで，

　　　「微分って薬剤師に必要なんですか？」

　　　「大学に入ってから微積分をやって意味があるのですか？」

という質問を学生から時々受けます．高校までの数学の勉強は，入試問題を効率よく解くための解法や公式を憶えることに労力を費やさなければならないので，数学が何の役に立つのか，職業にどう関係するのか，など考える余裕などないのです．

　ところが，本書にざっと目を通してもらえば，指数対数計算は言うまでもなく，数列の和や微分積分というような基本的な数学の知識が，体内の薬物の動きを解析するための便利な道具であることが分かるでしょう．医療的な具体例を講義中に挙げると，学生は納得して数学の勉強に取り組むようになるという経験から，著者がいくつかの大学で担当した初年次の微積分学の入門講義をもとに，薬学系の学生を対象に医療的な例を積極的に取り入れて書き下ろすことにしました．

　本書が，本格的な教科書に進むための良き出発点となるよう，説明部分は，読みやすさ，分かりやすさを心がけて口語で書くことにしました．しかし，読みにくいところや分かりにくいところ，また誤りがないとは言い切れません．読者のご意見，ご指摘をお願いいたします．

　最後に，この本の執筆を勧めてくださった京都廣川書店の廣川重男社長，ならびに鈴木利江子氏，清野洋司編集・制作部長を始めとする同社編集スタッフの方々に深く感謝いたします．

2018 年 2 月

著　者

目 次

序 章 Introduction 1

0-1 はじめに ……………………………………………………………… 1
0-2 薬学の中の微分積分 ……………………………………………… 2
　　基本事項チェック　5
　　基本事項チェックの解答　6

第1章 指数関数と対数関数 9

1-1 指数関数 …………………………………………………………… 9
　　1-1-1　身の回りの指数関数　9
　　1-1-2　指数関数の定義と基本的な性質　10
　　1-1-3　逆関数　13
1-2 対数関数 …………………………………………………………… 17
　　1-2-1　人間の感覚と対数関数　17
　　1-2-2　対数関数の定義と基本的な性質　18
　　1-2-3　自然対数の底（ネイピア数）と常用対数　21
1-3 対数目盛 …………………………………………………………… 26
　　1-3-1　片対数方眼紙をつくる　26
　　1-3-2　片対数方眼紙の使い方〜指数関数を直線に変える　28
　　1-3-3　薬学への応用　32

第2章 三角関数と逆三角関数 37

2-1 Introduction ……………………………………………………… 37
2-2 三角関数 …………………………………………………………… 39
　　2-2-1　弧度法（復習）　39
　　2-2-2　三角比から三角関数へ（復習）　41
　　2-2-3　三角関数の加法定理（復習）　46
　　2-2-4　三角関数の極限　48
2-3 逆三角関数 ………………………………………………………… 51
　　2-3-1　逆三角関数　51
　　2-3-2　表記に関する注意　52
　　2-3-3　逆三角関数の基本的な計算　53

第3章　微分の基礎概念　57

3-1　微分係数と導関数 ································ 58
　3-1-1　微分係数とは何か？〜合言葉は「地球は平らだ！」　58
　3-1-2　導関数と微分　61

3-2　基本関数の微分公式，和・差・積・商の微分公式 ································ 66
　3-2-1　基本関数の微分公式　66
　3-2-2　和・差・積・商の微分公式　66

3-3　合成関数の微分公式 ································ 69
　3-3-1　合成関数とは何か？　69
　3-3-2　合成関数の微分法　71
　3-3-3　対数微分法　76

第4章　微分法の応用　81

4-1　級数の薬学への応用とべき級数 ································ 82
　4-1-1　薬学における数列の和，級数の応用例　82
　4-1-2　数列と数列の和（復習）と級数　84
　4-1-3　薬物の繰り返し投与の問題　87
　4-1-4　等比級数からべき級数へ　89

4-2　高階導関数 ································ 91
　4-2-1　べき級数と微分係数　91
　4-2-2　高階導関数　93

4-3　基本的な関数のマクローリン展開とその応用 ································ 95
　4-3-1　マクローリンの定理　95
　4-3-2　マクローリンの定理と近似　97
　4-3-3　マクローリンの定理とマクローリン展開　102

第5章　積分の基礎概念　105

5-1　定積分と不定積分 ································ 106
　5-1-1　定積分と面積　106
　5-1-2　不定積分と定積分の関係　109

5-2　積分計算の基本 ································ 110
　5-2-1　基本関数の積分公式　110
　　　　広義積分　113
　5-2-2　基本公式の拡張（積分変数の定数倍と平行移動）　114
　5-2-3　積分公式の拡張（特殊な商の形の関数の積分）　118

5-3　置換積分と部分積分 ································ 119
　5-3-1　不定積分を求めるということ　119

目　次　*v*

　　　5-3-2　置換積分　*119*
　　　5-3-3　部分積分　*122*

第6章　積分法の応用 *127*

6-1　数値積分の基礎 …………………………………………………… *128*
　　　6-1-1　Introduction　*128*
　　　6-1-2　台形公式　*130*
　　　6-1-3　シンプソンの公式　*134*
　　　6-1-4　薬学への応用　*135*
6-2　微分方程式の基礎 ………………………………………………… *138*
　　　6-2-1　死亡推定時刻を求める　*138*
　　　6-2-2　微分方程式　*140*
　　　6-2-3　薬学に登場する微分方程式と応用　*144*

演習問題の解答 *149*

索　引 …………………………………………………………………… *167*

序　章

Introduction

　序章では，薬学部になぜ数学が必要なのかを，実例を挙げて説明します．軽い気持ちで楽しみながら読んでください．必要性を理解し，微積分の学習のモチベーションを高めることが目的です．

0-1　はじめに

　医療系の大学では，勉強しなければならないことが多く専門教育に偏りがちです．さらに，皆さんはほぼ職業を決めて入学してくるわけですから，数学なんて○○になるために必要なの？と思うかもしれません．

　いえいえ，必要です．例えば，薬学部の場合，まずは指数計算，対数計算が自由にできなければなりません．また，薬の効きは体内の血中濃度変化と関係があります．濃度変化というのは濃度の時間に関する微分のことであって，この問題を説明するには微分方程式という数学の道具が必要です．また，微分方程式を解くには積分を使います．さらに，本書では扱いませんが，医療の世界で何かを主張する場合，統計解析を用いますが，統計学を学ぶには微分積分の知識が必須となります．

　もちろん，こういった数学が全く分からなくても，業務に必要な公式だけ暗記して機械的に数値を計算することはできます．でも，それで良いのでしょうか？医療に携わるということは，人の健康や命に関わることです．皆さんは，上級学年で例えば次のような問題を扱うことになります．

体重 60 kg の男性にある薬物を点滴投与する．血中濃度を 5(μg/mL) に維持したい．1 分間に薬物が代謝・排泄される量（全身クリアランスという）が 60(mL/分) であるとするとき，点滴速度はどれくらいにすれば良いだろうか．

こういった場合に点滴速度を計算するためには次の公式を用います.

$$目的の血中濃度 = \frac{点滴速度}{全身クリアランス}$$

ところが,薬学系では他にも似たような計算公式がいくつも出てきます. 1つ1つ意味を理解しないで公式を当てはめようとすると,条件を間違えて違う公式を使い,誤った値を算出してしまうという基本的な(致命的な)ミスを犯す確率が高くなるでしょう. 試験で点が取れないという狭い意味でなく,本当に恐ろしいことです!それでは,どうしたら良いのでしょうか?

投与された薬物がどのように吸収され,組織に分布し,代謝され排泄されるのかを解析するには,これらの濃度と速度過程を記述する必要があります. こういった問題に有効な手法が数学の微分と積分という道具です. 微分積分の基礎を正しく身につけることが,このような問題を理解するポイントなのです. 次の節で,数学が薬学に関係する様子を少し詳しく見てみることにしましょう.

0-2 薬学の中の微分積分

例えば,コーヒーが冷めるのを考えてみます. 経験的に,熱いうちは急に冷めるけれども,ぬるくなるとそれ以上はなかなか冷めないことは知っています. 実際,実験結果や物理の法則から,コーヒーと外気温の差が60℃のときは1分間に20℃の割合で冷め,温度差が30℃になると1分間に10℃の割合でしか冷めない…というように,この場合,1分間当たりの冷める速さは外気温との差の3分の1となることが分かっています(冷却の法則). 時刻 t におけるコーヒーと外気温の差を $T(t)$ としましょう. $T(t)$ のグラフは時間とともにコーヒーが冷めていく様子を表す曲線です. $T(t)$ がどういう関数かを調べたいのですが,そのために上で説明した冷却の法則を数式で表現してみましょう. コーヒーの冷める速度は $T(t)$ の t に対する変化率,つまり微分ですから

$$\frac{dT(t)}{dt} = T'(t)$$

と書くことができて,これが外気温との差の $\frac{1}{3}$ なので,数式で表現すると

$$\frac{dT(t)}{dt} = -\frac{1}{3} \times T(t) \tag{0.1}$$

となります. マイナスの符号は温度が下がっていくことを表します. このような,未知の関数 $T(t)$ とその導関数 $T'(t)$ を含む方程式を微分方程式と呼びます. (0.1)式は微分方程式の簡単なもので,積分を用いて簡単に解くことができます. どうやって解くかは第6章6-2節に譲るとして,結果は次のようになります. ここで e は 2.71828… という値の無理数で自然対数の底(ネイピア数)と呼ばれる数です.

$$T(t) = 60e^{-\frac{1}{3}t}$$

ここで微分方程式を解くというのは，微分方程式を満たす未知の関数を求めるということに注意しましょう．

さて，変化の割合が現在の状態に正比例するという現象（先ほどの冷却の法則）は，その他にも細胞の増殖や放射崩壊など，多くの場面で見られます．(0.1) 式の場合，比例定数は $-\frac{1}{3}$ ですが，これはそれぞれの細胞や放射性物質等によって決まっている固有の値です．この現象は薬学の分野でも見られます．ある薬物を注射によって投与したとき，時間が経てば薬物は代謝され，血中濃度は徐々に減少していきます．ある薬物の時刻 t における血中濃度を t の関数 $C(t)$ で表しましょう．この場合も，血中濃度の変化する速度 $\frac{dC(t)}{dt} = C'(t)$ は，そのときの血中濃度に正比例するという上記の法則が当てはまるのです．このときの比例定数を消失速度定数といい，k とおくと，(0.1) 式と同様な式が得られます．

$$\frac{dC(t)}{dt} = -kC(t)$$

これを解いた結果は，C_0 を初期（時刻 $t = 0$）の血中濃度としたとき次のようになります．

$$C(t) = C_0 e^{-kt} \qquad (0.2)$$

縦軸に $C(t)$ の値，横軸に t を取れば，(0.2) 式のグラフは次のような概形になり，切片は C_0 となります．

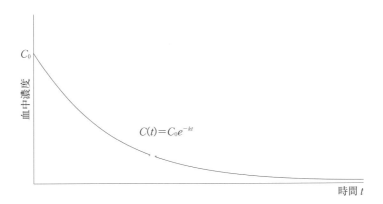

薬学では，血中濃度が半分になるまでの時間（半減期といいます）が重要な概念になってくるのですが，(0.2) 式のグラフから半減期を始めとする必要な公式を視覚的に導くのは簡単ではありません．そこで，両辺のネイピア数を底とした対数を取ってみます．

$$\log_e C(t) = -kt + \log_e C_0 \qquad (0.3)$$

ここで $Y = \log_e C(t)$，$b = \log_e C_0$ とおきなおし，横軸に t，縦軸に Y を取れば，(0.3) 式は切片

b, 傾き $-k$ の直線に帰着できます．つまり，本質的には一次関数を扱う感覚で良いのです．

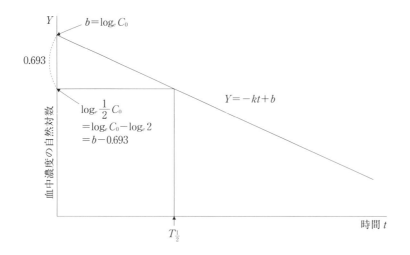

上のグラフから容易に半減期を求める公式を導けます．半減期を $T_{\frac{1}{2}}$ としましょう．始め C_0 であったものが $\frac{1}{2}C_0$ になったのですから，直線の傾きは $-\dfrac{0.693}{T_{\frac{1}{2}}}$ より，

$$-k = -\frac{0.693}{T_{\frac{1}{2}}} \quad \Leftrightarrow \quad T_{\frac{1}{2}} = \frac{\log_e 2}{k} = \frac{0.693}{k}$$

これは半減期の計算式です．こんな調子で，薬学における様々な公式や概念が次々と登場します．どうでしょう．確かに，公式に当てはめれば計算はできますが，やはり現象を正しく理解した上で使いこなすことが大切だと思いませんか．しかし，そのためには，ちょっとした数学が必要です．

必要な数学としては，微積分学の基礎から偏微分，線形代数，統計学…と幅広く勉強することが望ましいのですが，本書では，この中で最も基本的な微分積分学に絞ることにして，薬学系初学年（教養課程）対象に専門分野を学ぶ上で不可欠な必要最小限の数学を，具体例を織り交ぜながら身につけられるよう執筆しました．

皆さんが高校まででやってきた数学の勉強法は，多くは大学入試のため（解法を覚え，問題を多く解き，効率よく正解を求める）の方法であったと思います．もちろんそれは大切な訓練ですが，教養課程ではこういった勉強法と離れて，考えること・知識を増やすことを楽しむくらいの気持ちで数学に取り組んでください！

本書で勉強するにあたって"指数・対数・三角関数の基本的な計算力と基本的な数列と Σ 記号の扱い方"ができれば問題はありません．まずはウォーミングアップとして次の基本事項チェックをやってみてください．

序章　Introduction　**5**

✍基本事項チェック

1　**指数計算**　以下の式を簡単な形にせよ.

(1) $a^2 \times a^{-5}$　(2) $a^{-3} \div a^{-4}$　(3) $1 \div \dfrac{1}{25}$　(4) $x^3 \times \sqrt[3]{x}$　(5) $\dfrac{x^{6x}}{x^{3x}}$　(6) $\left(x^{\frac{1}{2}}\right)^8$　(7) $27^{\frac{x}{3}} \times 3^{2x}$

(8) $\left\{16^{\frac{x}{2}}\right\}^3$　(9) $0.6K^{-0.4} \times L^{0.3} \div (0.3L^{-0.3} \times K^{0.6})$　(10) $\sqrt{a\sqrt{a\sqrt{a}}}$　(11) $\dfrac{(2x)^4}{4x^3}$　(12) $\dfrac{14 \cdot 3^6}{3^5 + 3^8}$

2　**対数計算**　対数の計算法則を用いて以下の値を簡単な形にせよ.

(1) $\log_3 3$　(2) $\log_3 \dfrac{1}{3}$　(3) $\log_2 16$　(4) $\log_2 \dfrac{1}{32}$　(5) $\log_6 3 + \log_6 2$　(6) $\log_2 \sqrt[3]{4}$

(7) $\log_3 45 - \log_3 15$　(8) $2\log_2 \dfrac{5}{2} + \log_2 \dfrac{8}{25}$　(9) $\log_{15} 15\sqrt{3} - \log_{15} \dfrac{\sqrt{2}}{5} + \dfrac{1}{2}\log_{15} 6$

(10) $2\log_3 9^{10}$　(11) $2^{\log_8 x}$

3　**三角関数**

(1) 次の大きさに対し, sin, cos, tan の値を求めよ.

①　$\dfrac{\pi}{6}$　②　$\dfrac{\pi}{4}$　③　$\dfrac{3\pi}{4}$　④　π　⑤　$-\dfrac{\pi}{3}$　⑥　$-\dfrac{2\pi}{3}$

(2) 次の値を計算せよ.

①　$\sin\left(\dfrac{\pi}{4} + \dfrac{\pi}{6}\right)$　②　$\sin\left(-\dfrac{\pi}{12}\right)$　③　$\tan\dfrac{5\pi}{12}$　④　$\cos\dfrac{\pi}{12}$　⑤　$\cos^2\dfrac{\pi}{8}$　⑥　$\sin^2\dfrac{3\pi}{8}$

4　**数列**

(1) 次の数列の一般項 a_n と n 項までの和 $S_n = \sum\limits_{k=1}^{n} a_k$ を求めよ.

①　初項 3 公差 5 の等差数列　②　初項 4 公比 $\dfrac{1}{2}$ の等比数列

(2) 次の計算をせよ.

①　$\sum\limits_{k=1}^{n}(k^2 - k)$　②　$\sum\limits_{k=3}^{n}(4 - 2k)$　③　$\sum\limits_{k=n+1}^{2n} 2 \cdot 3^k$

5　**極限**

次の極限を求めよ.

(1) $\lim\limits_{x \to \infty} \dfrac{1}{x}$　(2) $\lim\limits_{x \to \infty} x^2$　(3) $\lim\limits_{x \to \infty} 3^x$　(4) $\lim\limits_{x \to \infty}\left(\dfrac{1}{2}\right)^x$　(5) $\lim\limits_{x \to -1} \dfrac{x^2 - 1}{x + 1}$

準備はできましたか？それでは本文に入ることにしましょう！

【基本事項チェックの解答】

$\boxed{1}$ (1) $a^2 \times a^{-5} = a^{2-5} = a^{-3} = \dfrac{1}{a^3}$ (2) $a^{-3} \div a^{-4} = a^{-3} \times a^4 = a^{-3+4} = a^1 = a$

(3) $1 \div \dfrac{1}{25} = 1 \times 25 = 25$ (4) $x^3 \times \sqrt[3]{x} = x^3 \times x^{\frac{1}{3}} = x^{3+\frac{1}{3}} = x^{\frac{10}{3}}$ (5) $\dfrac{x^{6x}}{x^{3x}} = x^{6x-3x} = x^{3x}$

(6) $\left(x^{\frac{1}{2}}\right)^8 = x^{\frac{1}{2} \times 8} = x^4$ (7) $27^{\frac{x}{3}} \times 3^{2x} = (3^3)^{\frac{x}{3}} \times 3^{2x} = 3^{3 \times \frac{x}{3}} \times 3^{2x} = 3^{x+2x} = 3^{3x}$

(8) $\left\{16^{\frac{x}{2}}\right\}^3 = \left\{(2^4)^{\frac{x}{2}}\right\}^3 = 2^{4 \times \frac{x}{2} \times 3} = 2^{6x}$

(9) $0.6K^{-0.4} \times L^{0.3} \div (0.3L^{-0.3} \times K^{0.6}) = \dfrac{0.6K^{-0.4} \times L^{0.3}}{0.3L^{-0.3} \times K^{0.6}} = \dfrac{0.6}{0.3} \times K^{-0.4-0.6} \times L^{0.3-(-0.3)}$

$\qquad = 2 \times K^{-1} \times L^{0.6} = \dfrac{2L^{0.6}}{K}$

(10) $\sqrt{a\sqrt{a\sqrt{a}}} = \left(a^1 \times \left(a^1 \times a^{\frac{1}{2}}\right)^{\frac{1}{2}}\right)^{\frac{1}{2}} = \left(a^1 \times \left(a^{\frac{3}{2}}\right)^{\frac{1}{2}}\right)^{\frac{1}{2}} = \left(a^1 \times a^{\frac{3}{2} \times \frac{1}{2}}\right)^{\frac{1}{2}} = \left(a^{1+\frac{3}{4}}\right)^{\frac{1}{2}} = \left(a^{\frac{7}{4}}\right)^{\frac{1}{2}} = a^{\frac{7}{4} \times \frac{1}{2}} = a^{\frac{7}{8}}$

(11) $\dfrac{(2x)^4}{4x^3} = \dfrac{2^4 x^4}{4x^3} = \dfrac{2^4}{4} x^{4-3} = 4x$ (12) $\dfrac{14 \cdot 3^6}{3^5 + 3^8} = \dfrac{14 \cdot 3^6}{3^5(1+3^3)} = \dfrac{14 \cdot 3}{1+3^3} = \dfrac{14 \cdot 3}{28} = \dfrac{3}{2}$

$\boxed{2}$ (1) $\log_3 3 = 1$ (2) $\log_3 \dfrac{1}{3} = \log_3 3^{-1} = -1 \cdot \log_3 3 = -1$ (3) $\log_2 16 = \log_2 2^4 = 4 \cdot \log_2 2 = 4$

(4) $\log_2 \dfrac{1}{32} = \log_2 32^{-1} = -\log_2 2^5 = -5\log_2 2 = -5$

(5) $\log_6 3 + \log_6 2 = \log_6 (3 \times 2) = \log_6 6 = 1$

(6) $\log_2 \sqrt[3]{4} = \log_2 4^{\frac{1}{3}} = \dfrac{1}{3}\log_2 2^2 = \dfrac{1}{3} \times 2\log_2 2 = \dfrac{2}{3}$ (7) $\log_3 45 - \log_3 15 = \log_3 \dfrac{45}{15} = \log_3 3 = 1$

(8) $2\log_2 \dfrac{5}{2} + \log_2 \dfrac{8}{25} = \log_2 \left(\dfrac{5}{2}\right)^2 + \log_2 \dfrac{8}{25} = \log_2 \left\{\left(\dfrac{5}{2}\right)^2 \times \dfrac{8}{25}\right\} = \log_2 2 = 1$

(9) $\log_{15} 15\sqrt{3} - \log_{15} \dfrac{\sqrt{2}}{5} + \dfrac{1}{2}\log_{15} 6 = \log_{15} 15\sqrt{3} - \log_{15} \dfrac{\sqrt{2}}{5} + \log_{15} 6^{\frac{1}{2}}$

$\qquad = \log_{15}\left\{\dfrac{15\sqrt{3} \times \sqrt{6}}{\dfrac{\sqrt{2}}{5}}\right\} = \log_{15}\left\{\dfrac{15\sqrt{3} \times \sqrt{6}}{\sqrt{2}} \times 5\right\}$

$\qquad = \log_{15}\left\{\dfrac{15 \times 3\sqrt{2}}{\sqrt{2}} \times 5\right\} = \log_{15} 15^2 = 2\log_{15} 15 = 2$

(10) $2\log_3 9^{10} = 2 \times 10\log_3 9 = 20 \times \log_3 3^2 = 20 \times 2\log_3 3 = 40$

(11) $2^{\log_8 x} = y$ より $\log_8 x = \log_2 y$.

$\qquad$底の変換公式より 左辺 $= \dfrac{\log_2 x}{\log_2 8} = \dfrac{\log_2 x}{\log_2 2^3} = \dfrac{\log_2 x}{3} = \dfrac{1}{3}\log_2 x = \log_2 x^{\frac{1}{3}}$. よって

$\qquad \log_2 x^{\frac{1}{3}} = \log_2 y \Leftrightarrow x^{\frac{1}{3}} = y$. したがって，$2^{\log_8 x} = x^{\frac{1}{3}}$ （別解として，公式 $a^{\log_a x} = x$ を用い

ても良い. 底の変換公式より $\log_8 x = \log_2 x^{\frac{1}{3}}$ であったから, $2^{\log_8 x} = 2^{\log_2 x^{\frac{1}{3}}} = x^{\frac{1}{3}}$.)

3 (1) ① $\sin\dfrac{\pi}{6} = \dfrac{1}{2}$, $\cos\dfrac{\pi}{6} = \dfrac{\sqrt{3}}{2}$, $\tan\dfrac{\pi}{6} = \dfrac{1}{\sqrt{3}}$ ② $\sin\dfrac{\pi}{4} = \dfrac{1}{\sqrt{2}}$, $\cos\dfrac{\pi}{4} = \dfrac{1}{\sqrt{2}}$, $\tan\dfrac{\pi}{4} = 1$

③ $\sin\dfrac{3\pi}{4} = \dfrac{1}{\sqrt{2}}$, $\cos\dfrac{3\pi}{4} = \dfrac{-1}{\sqrt{2}}$, $\tan\dfrac{3\pi}{4} = -1$

④ $\sin\pi = 0$, $\cos\pi = -1$, $\tan\pi = 0$

⑤ $\sin\left(-\dfrac{\pi}{3}\right) = -\dfrac{\sqrt{3}}{2}$, $\cos\left(-\dfrac{\pi}{3}\right) = \dfrac{1}{2}$, $\tan\left(-\dfrac{\pi}{3}\right) = -\sqrt{3}$

⑥ $\sin\left(-\dfrac{2\pi}{3}\right) = -\dfrac{\sqrt{3}}{2}$, $\cos\left(-\dfrac{2\pi}{3}\right) = \dfrac{-1}{2}$, $\tan\left(-\dfrac{2\pi}{3}\right) = \sqrt{3}$

(2) ① $\sin\left(\dfrac{\pi}{4} + \dfrac{\pi}{6}\right) = \sin\dfrac{\pi}{4}\cos\dfrac{\pi}{6} + \sin\dfrac{\pi}{6}\cos\dfrac{\pi}{4} = \dfrac{1}{\sqrt{2}}\cdot\dfrac{\sqrt{3}}{2} + \dfrac{1}{2}\cdot\dfrac{1}{\sqrt{2}} = \dfrac{\sqrt{6}+\sqrt{2}}{4}$

② $\sin\left(\dfrac{\pi}{4} - \dfrac{\pi}{3}\right) = \sin\dfrac{\pi}{4}\cos\dfrac{\pi}{3} - \sin\dfrac{\pi}{3}\cos\dfrac{\pi}{4} = \dfrac{1}{\sqrt{2}}\cdot\dfrac{1}{2} - \dfrac{\sqrt{3}}{2}\cdot\dfrac{1}{\sqrt{2}} = \dfrac{\sqrt{2}-\sqrt{6}}{4}$

③ $\tan\left(\dfrac{\pi}{4} + \dfrac{\pi}{6}\right) = \dfrac{\tan\dfrac{\pi}{4} + \tan\dfrac{\pi}{6}}{1 - \tan\dfrac{\pi}{4}\tan\dfrac{\pi}{6}} = \dfrac{1 + \dfrac{1}{\sqrt{3}}}{1 - \dfrac{1}{\sqrt{3}}} = 2 + \sqrt{3}$

④ $\cos\dfrac{\pi}{12} = \cos\left(\dfrac{\pi}{3} - \dfrac{\pi}{4}\right) = \cos\dfrac{\pi}{3}\cos\dfrac{\pi}{4} + \sin\dfrac{\pi}{3}\sin\dfrac{\pi}{4} = \dfrac{1}{2}\cdot\dfrac{1}{\sqrt{2}} + \dfrac{\sqrt{3}}{2}\cdot\dfrac{1}{\sqrt{2}} = \dfrac{\sqrt{6}+\sqrt{2}}{4}$

⑤ $\cos^2\dfrac{\pi}{8} = \dfrac{1 + \cos\dfrac{\pi}{4}}{2} = \dfrac{1 + \dfrac{1}{\sqrt{2}}}{2} = \dfrac{2+\sqrt{2}}{4}$

⑥ $\sin^2\dfrac{3\pi}{8} = \dfrac{1 - \cos\dfrac{3\pi}{4}}{2} = \dfrac{1 + \dfrac{1}{\sqrt{2}}}{2} = \dfrac{2+\sqrt{2}}{4}$

4 (1) ① $a_n = 3 + 5(n-1) = 5n - 2$, $S_n = \dfrac{3 + 3 + 5(n-1)}{2}\cdot n = \dfrac{n(5n+1)}{2}$

② $a_n = 4\cdot\left(\dfrac{1}{2}\right)^{n-1}$, $S_n = 4\cdot\dfrac{1 - \left(\dfrac{1}{2}\right)^n}{1 - \dfrac{1}{2}} = 8\left(1 - \dfrac{1}{2^n}\right)$

(2) ① $\displaystyle\sum_{k=1}^{n}(k^2 - k) = \dfrac{n(n+1)(2n+1)}{6} - \dfrac{n(n+1)}{2} = \dfrac{n(n+1)(n-1)}{3}$

② $\displaystyle\sum_{k=3}^{n}(4 - 2k) = \sum_{k=1}^{n}(4 - 2k) - \sum_{k=1}^{2}(4 - 2k) = 4n - 2\cdot\dfrac{n(n+1)}{2} - \{(4-2) + (4 - 2\cdot2)\}$

$= -(n-1)(n-2)$

③ $\displaystyle\sum_{k=n+1}^{2n}2\cdot3^k = \sum_{k=1}^{2n}6\cdot3^{k-1} - \sum_{k=1}^{n}6\cdot3^{k-1} = 6\cdot\dfrac{3^{2n}-1}{3-1} - 6\cdot\dfrac{3^n-1}{3-1} = 3^{n+1}(3^n - 1)$

$\boxed{5}$ (1) $\displaystyle\lim_{x \to \infty} \frac{1}{x} = 0$ (2) $\displaystyle\lim_{x \to \infty} x^2 = \infty$ (3) $\displaystyle\lim_{x \to \infty} 3^x = \infty$ (4) $\displaystyle\lim_{x \to \infty} \left(\frac{1}{2}\right)^x = 0$

(5) $\displaystyle\lim_{x \to -1} \frac{x^2-1}{x+1} = \lim_{x \to -1}(x-1) = -2$

第1章

指数関数と対数関数

水溶液中の水素イオン濃度は 10^{-8}[mol/L]というような非常に小さい値です．このままでは扱いにくいので常用対数を取って符号をプラスにした $-\log_{10}(10^{-8})=8$ という値で酸・アルカリの度合いを表現したものが pH でしたね．このように，指数・対数計算は化学計算には不可欠な道具です．さらに，指数関数は序章で説明したような，コーヒーの冷却曲線を始めとする様々な現象を表す身近な関数です．薬学でも，ある薬物を注射したときの薬物の血中濃度の変化を表す関数としてお目にかかるでしょう．ところが指数関数のグラフは急激に増加または減少する曲線ですから，「血中濃度が半分になるのはいつか？」というような意味のある値をグラフから直接読み取るのは至難の業です．そこで指数関数のグラフの縦軸に，その対数を取ってグラフを描いてみると，うれしいことに直線（1次関数）になるので，グラフから直接値を読み取ることができるようになります．

指数・対数関数は決して無味乾燥なものではなく，とても身近なそして人間臭い関数です．本章では，生き生きとした指数・対数関数を学びましょう．

1-1 指数関数

1-1-1 身の回りの指数関数

1880 年頃，サンフランシスコ湾に 435 尾のシマスズキという魚が放流され，20 年後にその商業用漁獲高が 550 トンを軽く超えたという報告があったそうです．このように，食糧に対する競争や制約がない場合や，少数の生物が非常に広く適切な環境に放たれた場合に，その生物の分布が増大する様子を記述するモデルが指数関数です．例えば，ある細菌が細胞分裂によって増殖する場合を考えましょう．細菌集団が 0.1mg あるとします．ある時刻を考えると，細胞分裂してい

る途中のもの，分裂し終わっているものなど様々な段階のものが何億とひしめいてワーッと同時進行しているので，細胞1個1個に注目して何秒後にどうなったというように観察するのは無理な話です．そこで，全部まとめて細菌集団として1分後に何倍の重さになったというように記述する方が合理的でしょう．同じ理屈で魚や人間の増殖も考えることができます．

　一方，放射性物質の崩壊のような，自分の重さに比例した放射線を出しながら自然に崩壊していく様子も指数関数で表されます．放射性物質は崩壊すれば量が減るので，量が減ればそれに見合った崩壊量になります．したがって，減れば減るほど減りにくくなるということの繰り返しで永遠に崩壊し続けます．でも決して全減はしないので，元の量から半分になる期間が崩壊の度合いの目安になります．例えば $^{14}_{6}C$ という物質は 5770 年，$^{3}_{1}H$ という物質の場合は 12.26 年というように物質によって様々です．この期間を半減期といい，薬学では重要な概念です．海の底に届く光の強さが水深とともにしぶとく目減りしていく様子や，単純作業にかかる時間がこなした作業量が増えるにつれてしぶとく目減りしていく様子等，指数関数で表される現象は身の回りで多く見られます．

　このように，指数関数は増えるときは勢いよく，減るときはしぶとく目減りする現象の数学モデルです．指数関数を数学的に正しく扱うことができれば，こういった身近な現象を科学的に理解することができます．それでは，数学的な内容に入りましょう．

1-1-2　指数関数の定義と基本的な性質

　まずは，指数関数の定義と計算法則の復習から始めましょう．

> **定義 1.1　指数関数**
>
> 　　$a>0$, $a\neq 1$ とする．$f(x)=a^x$ の形の関数を a を底とする指数関数という．

注 1）べき関数と混同しないようにしよう．

　指数関数は指数部分が変数となる関数で，べき関数は $f(x)=x^a$ （$x>0$, a は実数定数）の形をしている関数である．例えば，$f(x)=2^x, f(x)=(\sqrt{3})^x$ は指数関数，$f(x)=x^{\frac{1}{2}}, f(x)=x^{-\frac{2}{3}}$ はべき関数．

指数関数とべき関数

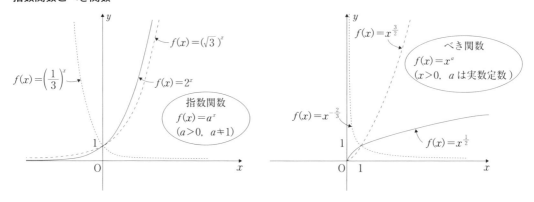

注2) 底の条件「$a>0, a\neq 1$」について，このように制限するには理由がある．

$a<0$ のとき，例えば $f(x)=(-2)^x$ を考えれば，$f\left(\dfrac{1}{2}\right), f\left(-\dfrac{3}{4}\right)$ 等の値は実数にならないので，x-y 平面上に関数のグラフを描くことができない．また $a=0, 1$ のときは，いずれも x の値に無関係に定数値（定数関数）となってしまう．

上の a に関する条件を除いた $a>0, a\neq 1$ のとき，x-y 平面上に関数のグラフを描くと以下に述べるような連続曲線となる．このとき，$f(x)$ は指数関数という関数のグループに属するということにする．

指数関数は，底が1より大きいか小さいかで形状が異なります．つまり，底が1より大きいときは勢いよく増加する曲線，1より小さいときはしつこく目減りする曲線となります．

定理 1.2 指数関数の形状

指数関数 $f(x)=a^x$ は $(-\infty<x<\infty)$ で定義された連続関数であり，

（i）$a>1$ のとき：単調増加関数かつ $\lim\limits_{x\to-\infty} a^x=0, \lim\limits_{x\to\infty} a^x=\infty$

（ii）$0<a<1$ のとき：単調減少増加関数かつ $\lim\limits_{x\to-\infty} a^x=\infty, \lim\limits_{x\to\infty} a^x=0$

注3) $f(x)$ が単調増加関数であるとは，$x_1<x_2$ のとき $f(x_1)\leqq f(x_2)$ となるときにいう．

また単調減少関数であるとは，$x_1<x_2$ のとき $f(x_1)\geqq f(x_2)$ となるときにいう．

指数関数の形状と単調増加・減少関数

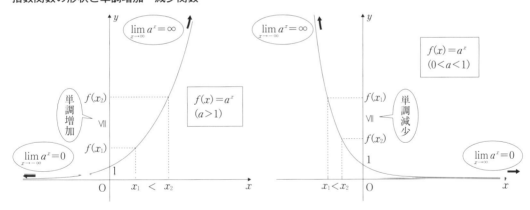

指数関数を扱うには次の指数法則を使いこなす必要があります．

定理 1.3 指数法則　$a, b>0$ とする．実数 x, y に対し，

（i）$a^x a^y = a^{x+y}$　　（ii）$\dfrac{a^x}{a^y}=a^{x-y}$　　（iii）$(ab)^x=a^x b^x$　　（iv）$(a^x)^y=a^{xy}=(a^y)^x$

注4) $a^0=1$ と約束する．

【例題 1.1】 次の関数のグラフの概形を描け．
(1) $y=2\cdot 3^{-x}$ 　　(2) $y=2\cdot(1-3^{-x})$

〈解答〉 (1) $y=3^x$ のグラフを y 軸に関して対称移動したグラフの方程式は $y=3^{-x}$ である．これを y 軸方向に 2 倍したものが $y=2\cdot 3^{-x}$ であるから，その概形は次のようになる．

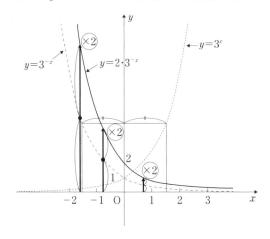

(2) $y=2\cdot(1-3^{-x})=-2\cdot(3^{-x}-1)$ と変形する．$y=3^{-x}-1$ のグラフは $y=3^{-x}$ のグラフを y 軸方向に -1 平行移動したものであり，さらにこれを y 軸方向に -2 倍したものが $y=-2\cdot(3^{-x}-1)$ のグラフであるから，その概形は次のようになる．

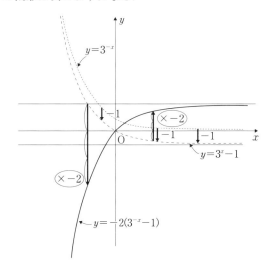

【演習問題 1.1】 時刻 $t=0$ に静脈注射によって薬物を投与したときの，時刻 t における血中薬物濃度 y は次の関数で表されることが分かっている．

$$y = C_0 e^{-kt} \quad (t \geq 0) \tag{1.1}$$

ここで定数 C_0 は $t=0$ における薬物の血中濃度 [mg/mL], 定数 $e ≒ 2.72$, 正の定数 k は薬物投与を受ける生体に固有の値である. この関数は薬学ではしばしば登場する基本的な関数である.
(1) $C_0 = 1, k = 1$ のとき, $t = 0, 1, 2, 10\cdots$ 等の値をプロットしてグラフの概形を描け.
(2) $C_0 = 1, k = 2$ のとき, $t = 0, 1, 2, 10\cdots$ 等の値をプロットしてグラフの概形を描け.

1-1-3 逆関数

関数 $f(x)$ が **狭義単調増加（減少）** であるとは，次が成り立つことをいいます．

$$\text{任意の } x_1, x_2 \text{ に対して } x_1 < x_2 \;\Rightarrow\; f(x_1) < f(x_2) \quad (f(x_1) > f(x_2))$$

狭義単調関数

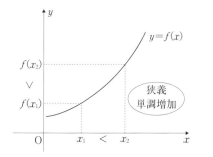
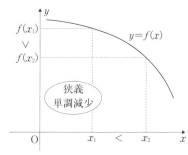

「狭義」のつかない単調増加または減少関数は
$f(x_1) \leq f(x_2)$
または
$f(x_1) \geq f(x_2)$
というように等号を含むことに注意

連続関数が狭義単調増加または狭義単調減少（これらを合わせて **狭義単調** であるといいます）であるときは，逆関数を考えることができます．

> **定義 1.4　逆関数の定義**　連続関数 $f(x)$ がある区間で狭義単調であるとき，その値域内の任意の y に対して $y = f(x)$ を満たす x がこの区間内にただ 1 つ定まる．これによって，x は y の関数と見なすことができ，この関係を $x = f^{-1}(y)$ と書く．この対応 $f^{-1} : y \mapsto x$ を f の **逆関数** という．

注5) 逆関数のつくり方を見れば分かるように，$y = f(x)$ のグラフと $y = f^{-1}(x)$ のグラフは直線 $y = x$ に関して対称になっている．

逆関数のグラフ

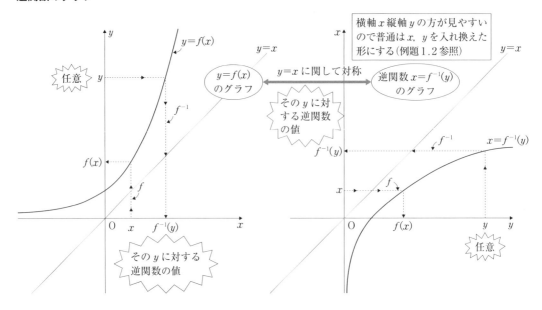

注6) **逆数と逆関数は全くの別物である！**

関数 $f(x)$ の **逆関数** は $f^{-1}(x)$, 関数 $f(x)$ の **逆数** は $\{f(x)\}^{-1} = \dfrac{1}{f(x)}$ と表記する．混同しないようにしよう．

例1 $f(x) = x^2$ $(x>0)$ のとき，**逆関数** は $f^{-1}(x) = \sqrt{x}$ $(x>0)$，**逆数** は $\{f(x)\}^{-1} = \dfrac{1}{x^2}$ $(x>0)$

例2 $f(x) = 2^x$ のとき，**逆関数** は $f^{-1}(x) = \log_2 x$ $(x>0)$，**逆数** は $\{f(x)\}^{-1} = \dfrac{1}{2^x}$

逆数と逆関数は全くの別物（注6）

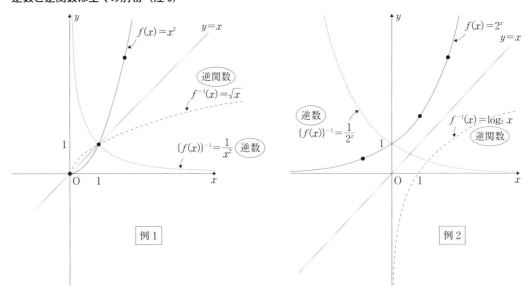

第 1 章 指数関数と対数関数　　**15**

【例題 1.2】　次の関数の逆関数を求め，図示せよ．

(1) $y=\sqrt{x-1}$ $(x>1)$ 　　(2) $y=x^2-2x-2$ $(x<1)$ 　　(3) $y=3^x$

〈解答〉　(1) $y=f(x)=\sqrt{x-1}$ $(x>1)\cdots(1.2)$ は狭義単調増加関数であり，定義域 $x>1$ に対応して値域は $y>0$ となる．(1.2) 式を両辺 2 乗すると $y^2=x-1$ となる．x は y の関数と見ることができるので，x について解くと，

$$x=f^{-1}(y)=y^2+1 \quad (x>1, y>0) \tag{1.3}$$

(1.3) 式で x, y を入れ換えると（定義域と値域が入れ換わることに注意せよ），

$$y=f^{-1}(x)=x^2+1 \quad (y>1, x>0) \tag{1.4}$$

定義域から値域は出るので，定義域を記しておけば十分である．求める逆関数は，

$$f^{-1}(x)=x^2+1 \quad (x>0)$$

(2) $y=f(x)=x^2-2x-2=(x-1)^2-3$ $(x<1)\cdots(1.5)$ は狭義単調減少関数であり，定義域 $x<1$ に対応して値域は $y>-3$ となる．(1.5) 式より x は y の関数と見ることもできるので，x について解くと，

$$y=(x-1)^2-3 \Leftrightarrow (x-1)^2=y+3 \Leftrightarrow x-1=\pm\sqrt{y+3}$$

ここで，定義域 $x<1$ よりこの式の $\pm$ は $-$ となるから，

$$x-1=-\sqrt{y+3} \Leftrightarrow x=f^{-1}(y)=-\sqrt{y+3}+1 \quad (x<1, y>-3) \tag{1.6}$$

(1.6) 式で x, y を入れ換えると（定義域と値域も入れ換わることに注意せよ），

$$y=f^{-1}(x)=-\sqrt{x+3}+1 \quad (y<1, x>-3) \tag{1.7}$$

定義域から値域は出るので，定義域を記しておけば十分である．求める逆関数は，

$$f^{-1}(x)=-\sqrt{x+3}+1 \quad (x>-3)$$

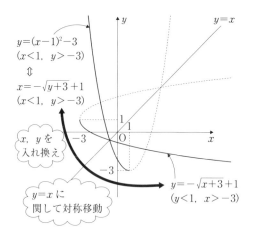

(3) $y=f(x)=3^x$ $(-\infty<x<\infty)\cdots(1.8)$ は狭義単調増加関数だから，定義域 $-\infty<x<\infty$ に対応して指数関数のグラフの形状から値域は $y>0$ となる．(1.8) 式より x は y の関数と見ることができるので，x について解くと，

$$x=f^{-1}(y)=\log_3 y \quad (-\infty<x<\infty, y>0) \tag{1.9}$$

(1.9) 式で x, y を入れ換えると（定義域と値域も入れ換わることに注意せよ），

$$y=f^{-1}(x)=\log_3 x \quad (-\infty<y<\infty, x>0) \tag{1.10}$$

定義域から値域は出るので，定義域を記しておけば十分である．求める逆関数は，

$$f^{-1}(x)=\log_3 x \quad (x>0)$$

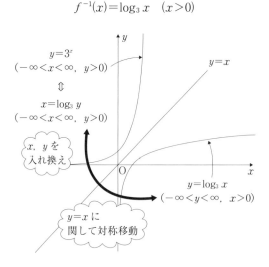

【演習問題 1.2】 次の各問に答えよ．

(1) $y=\dfrac{2}{x-1}$ $(x<1)$ の逆関数を求め，図示せよ．

(2) $y=2^x-1$ の逆関数を求め，図示せよ．

　例題 1.2（2），演習問題 1.2（2）で，指数関数を逆に解いた関数として対数関数が登場しました．次の節で，対数関数について復習しましょう．

1-2 対数関数

1-2-1 人間の感覚と対数関数

　お正月などで食べ過ぎて，体重計に乗らなくても「何だか体が重いな，体重増えたみたい」と感じることがありますね．そんなときは，実際に体重計に乗ってみるとやはり増えているものです．実際に増えた体重と，増えたなという感覚の度合いにはどのような関係があるのでしょうか．このことに関して，E. H. ウェーバー（18 世紀末〜19 世紀後半のドイツの生理学者）が面白い実験を行いました．掌に 100 g の重りを乗せて少しずつ重りの重さを増やして行くと，3 g 増えたところで「お，増えたな．」と気づくそうです．さらに掌に 200 g の重りを乗せて同じ実験をすると 6 g 増えたところで「お，増えたな．」と気づくという結果が出ました．このようにしてスタートの重りを 300 g，400 g，500 g…と色々と変えて同様な実験をしたところ，もとの重さの 3% が変化したときに，人間が重さの変化に気づくということが分かりました．例えばあなたの体重が 50 kg なら，「増えたな」と感じるのは $50 \times 1.03 = 51.5$ kg になったときで，ここからさらに「増えたな」と感じるのは $50 \times 1.03 \times 1.03 = 53.045$ kg になったときです．そうすると，実際の体重を x，「増えた」という感覚の尺度の単位を y とすると，$x = 50 \times 1.03^y$ という関係があることが分かります．

$$x = 50 \times 1.03^y \ \Leftrightarrow \ y = \log_{1.03} x - \log_{1.03} 50$$

というふうに変形すれば，対数関数が現れてきます（演習問題 1.4 参照）．

　似たような例で，人間の尺度から見た地震の規模を表すマグニチュード：M と実際に地震波として観測される地震のエネルギー：E（単位はジュール）との間にも対数関数が現れます．

$$M = \frac{1}{1.5} \log_{10} E - 3.2 \ （グーテンベルグ・リヒターの式）$$

　マグニチュード 1 の地震は 180 g の TNT 火薬を爆発させたくらいの規模だそうです．では地震の規模が 1 上がってマグニチュード 2 になると，どれくらいの TNT 火薬を爆発させることになるのでしょう．上の式に $M=1$ を代入したときの E の値 E_1，$M=2$ を代入したときの E の値 E_2 を代入して，辺々引くと

$$1 = \frac{1}{1.5} \log_{10} \left(\frac{E_2}{E_1} \right) \ \Leftrightarrow \ \frac{E_2}{E_1} = 10^{1.5} \approx 31.6$$

つまり，M が 1 増えるとエネルギーは 31.6 倍にもなるので，マグニチュード 2 の地震は約 5.6 kg の TNT 火薬を爆発させたくらいの規模ということになります．2011 年 3 月 11 日に起こった東日本大震災は，マグニチュード 9.0 でした．練習問題として，同様に計算して，何万トンの TNT 火薬を爆発させたくらいの大きさであるかを計算してみてください（例題 1.4 参照）！

　2 つの例を見てきましたが，このように人間の感覚と物理的な刺激の関係は対数関数で表されます．他にも，1 等星，2 等星…という肉眼で見た星の明るさの尺度と，物理的に測定した光度にも同様な対数関数の関係が見られますし（等級が 1 増えるにつれてキッチリ光度が 2.512 倍となっています！），探せば身の回りには対数関数はごろごろ転がっています．対数関数は $\log_a x$ という見た目が厳つい記号のせいで敬遠する人が多いですが，意味を考えればごく自然な概念であることが分かります．

　体重増加の例に戻ります．問題の本質を見るために，体重が何倍になったら「増えた」という感覚が反応するのか，というようにシンプルに考えましょう．先ほどの考察から，体重が 1.03 倍になった時点で感覚の目盛りがピッと 1 つアップすると考えられるので，体重の比を x，体重が増えたという感覚目盛りを y とすると，この規則を言葉で表現すれば

$$\text{「} y \text{ は } 1.03 \text{ 倍が何回分で } x \text{ になるかという値である」}$$

これは＋，−，×，÷ の記号で表すことができないので新しい記号を用いて次のように表すことにします．

$$y = \log_{1.03} x$$

　このことを，1.03 を底としたときの x の対数は y であるといいます．これは指数関数そのもので，

$$x = 1.03^y$$

という関係を逆に見たものに過ぎません．要するに

$$\boxed{y \text{ は } a \text{ 倍を何回したら } x \text{ になるかという値 } \Leftrightarrow y = \log_a x \Leftrightarrow x \text{ は } a \text{ 倍を } y \text{ 回行った値 } \Leftrightarrow x = a^y}$$

対数関数の意味を理解したところで，本論に入りましょう．

1-2-2　対数関数の定義と基本的な性質

　まずは，対数関数の定義から復習しましょう．対数関数は指数関数の逆関数として定義されるので，見方を変えただけで，本質的には指数関数と同じです．対数関数の底の条件は指数関数の底の条件と同じですし，指数関数は負にならない関数なので値域は正の値しか取りません．関数の値域が逆関数の定義域になるのですから，対数関数の定義域は指数関数の値域（正の値）となります．対数関数の定義域が**真数条件**にすぎないのです．

第1章 指数関数と対数関数　　**19**

定義 1.5　対数関数　指数関数 $f(x)=a^x\ (a>0, a\neq1)$ の逆関数を，a を底とする対数関数といい，これを $\log_a x\ (x>0)$ で表す．すなわち

$$y=a^x=f(x)\ \Leftrightarrow\ x=\log_a y=f^{-1}(y)$$

注 7）$f(x)=\log_a x$ に対し x の部分を**真数**といい，$x>0$ でなければならない（**真数条件**）．

【例題 1.3】　時刻 $t=0$ に静脈注射によって薬物を投与したとする．時刻 t における血中薬物濃度 Y は次の関数で表されることが分かっている．

$$Y=C_0 e^{-kt}\ (\mathrm{t}\geq0) \tag{1.11}$$

ここで定数 C_0 は $t=0$ における薬物の血中濃度，定数 k は薬物投与を受ける生体に固有の値，定数 $e\fallingdotseq2.72$ である．血中薬物濃度が半減するのに要する時間を**半減期**という．半減期を求めよ．

〈解答〉

$Y=\dfrac{C_0}{2}$ となるときの t の値が半減期であるから，（1.11）式に $Y=\dfrac{C_0}{2}$ を代入して

$$\frac{C_0}{2}=C_0 e^{-kt}\ \Leftrightarrow\ \frac{1}{2}=e^{-kt}\ \Leftrightarrow\ -kt=\log_e\frac{1}{2}\ \Leftrightarrow\ t=-\frac{1}{k}\log_e\frac{1}{2}$$

【演習問題 1.3】

例題 1.3 の設定で，血中薬物濃度が $\dfrac{1}{10}$ になるまでの時間 $t=2$ であったとするとき，定数 k の値を求めよ．

　対数関数は指数関数の逆関数ですから，指数関数のグラフを直線 $y=x$ に関して折り返したものが対数関数のグラフです．

定理 1.6　対数関数の形状　対数関数 $y=\log_a x\quad(a>0, a\neq1)$ は $(0, \infty)$ で定義された連続関数であり，

（ⅰ）$a>1$ のとき単調増加関数かつ $\displaystyle\lim_{x\to\infty}\log_a x=\infty,\ \lim_{x\to+0}\log_a x=-\infty$

（ⅱ）$0<a<1$ のとき単調減少関数かつ $\displaystyle\lim_{x\to\infty}\log_a x=-\infty,\ \lim_{x\to+0}\log_a x=\infty$

ここで $x\to+0$ は $x>0$ の値を保ちつつ 0 に近づけることを意味する．

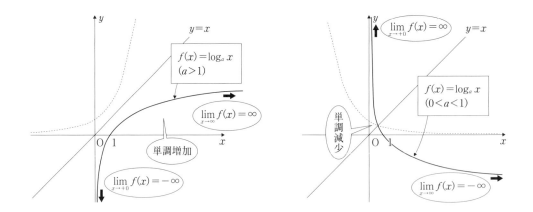

対数関数を扱うには，次の計算法則を使いこなすことが必要です．

定理 1.7　対数法則　$x, y > 0, a > 0, a \neq 1$ に対して次が成り立つ．

(ⅰ) $\log_a xy = \log_a x + \log_a y$　　(ⅱ) $\log_a \dfrac{x}{y} = \log_a x - \log_a y$ とくに $\log_a \dfrac{1}{x} = -\log_a x$

(ⅲ) $\log_a x^r = r \log_a x$ 　$(r \in R)$　　(ⅳ) $\log_a x = \dfrac{\log_b x}{\log_b a}$　$(b > 0, b \neq 1)$

注8) これらは全て指数法則を書き換えることによって導ける．注4) より $a^0 = 1$ であったが，これを書き換えると $0 = \log_a 1$ となることも忘れてはいけない．対数の計算法則は指数の計算法則と本質的には同じものである．練習として導いてみると良いだろう．また底が10である対数を**常用対数**といった．常用対数の値は関数電卓で簡単に計算できる．常用対数の値が分かれば (ⅳ) によっていかなる対数の値も計算できるという便利な公式である．

注9) 例題 1.3 で求めた半減期は

$$t = -\frac{1}{k} \log_e \frac{1}{2}$$

となったが，定理 1.7 (ⅱ) (ⅳ) を用いると，次のように変形できる．

$$-\frac{1}{k} \log_e \frac{1}{2} = -\frac{1}{k} \cdot (-\log_e 2) = \frac{\log_e 2}{k} = \frac{1}{k} \cdot \frac{\log_{10} 2}{\log_{10} e}$$

関数電卓で計算すると，$\log_{10} 2 = 0.3010, \log_{10} e = 0.4343$ より，半減期は

$$t = \frac{1}{k} \cdot \frac{0.3010}{0.4343} = \frac{0.693}{k}$$

と簡潔な表現になる．

【例題 1.4】　マグニチュード1の地震は180gのTNT火薬を爆発させた程度の規模である．次のグーテンベルグ・リヒターの式から，マグニチュード9.0の地震は何トンのTNT火薬

を爆発させた程度の規模であるか計算せよ.

$$M=\frac{1}{1.5}\log_{10}E-3.2 \quad (M: マグニチュード, \ E: エネルギー)$$

〈解答〉 マグニチュード1のときのエネルギーを E_1 とすると,$M=1, E=E_1$ を上式に代入して

$$1=\frac{1}{1.5}\log_{10}E_1-3.2 \tag{1.12}$$

同様に,マグニチュード9のときのエネルギーを E_9 とすると,$M=9, E=E_9$ を代入して

$$9=\frac{1}{1.5}\log_{10}E_9-3.2 \tag{1.13}$$

(1.13) 式から (1.12) 式を辺々引いて

$$8=\frac{1}{1.5}\log_{10}E_9-\frac{1}{1.5}\log_{10}E_1 \ \Leftrightarrow \ 8=\frac{1}{1.5}(\log_{10}E_9-\log_{10}E_1)=\frac{1}{1.5}\log_{10}\frac{E_9}{E_1}$$

$$\Leftrightarrow \ 8\times1.5=\log_{10}\frac{E_9}{E_1} \ \Leftrightarrow \ \frac{E_9}{E_1}=10^{12}$$

したがって,マグニチュード9のときのエネルギーはマグニチュード1のときのエネルギーの 10^{12} 倍であるから,$180\times10^{12}[\mathrm{g}]=1.8\times10^8[トン]$ の TNT 火薬を爆発させたくらいの規模である. ■

【演習問題 1.4】 $x=50\times1.03^y$ を y について解き,底を 10 とした対数の式で表せ.

1-2-3　自然対数の底（ネイピア数）と常用対数 ———●

(1) 自然対数の底（ネイピア数）

演習問題 1.1,例題 1.3 等で定数 $e\fallingdotseq2.72$ が度々登場しましたが,この定数は**自然対数の底（ネイピア数）**と呼ばれ,円周率 π と並ぶ非常に重要な値です.ここでは,e について詳しく説明します.

数列 $\left(1+\dfrac{1}{n}\right)^n$ は,自然現象から社会現象にわたって色々な場面で顔を出す数列で,n を限りなく大きくするとある値（2.71828…）に収束することが分かっています.試しに関数電卓で計算してみると

$$\left(1+\frac{1}{100}\right)^{100}\approx2.705, \quad \left(1+\frac{1}{1000}\right)^{1000}\approx2.717, \quad \left(1+\frac{1}{10000}\right)^{10000}\approx2.718,$$

$$\cdots, \quad \left(1+\frac{1}{10000000}\right)^{10000000}\approx2.71828$$

$y=\left(1+\dfrac{1}{n}\right)^n$ （n は 0, -1 以外の整数）のグラフ

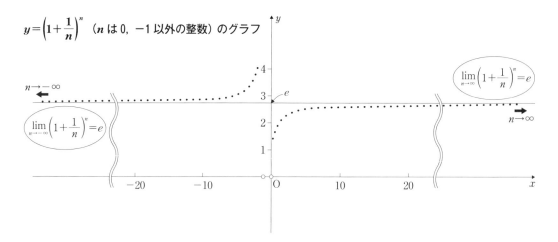

この n を限りなく大きくしたときの究極の値（極限値）を e と表し，**自然対数の底（ネイピア数）**と呼びます．すなわち

> **定義 1.8　ネイピア数**
> $$\lim_{n\to\pm\infty}\left(1+\frac{1}{n}\right)^n=e \tag{1.14}$$

e を底に取った対数を**自然対数**といい，この場合，底を省略して $\log_e x$ を $\log x$ と書きます．微分積分学では，ことわりがなければ，指数関数と対数関数の底は e とします．すなわち

$$y=\log x \overset{\text{略記}}{\Leftrightarrow} y=\log_e x \overset{def}{\Leftrightarrow} x=e^y$$

一見中途半端な値である e を底に選ぶ理由は，微分積分学における様々な公式がスッキリとした形になるからです．例えば，底をネイピア数とすれば，微分公式が次のように切りの良い形になるのです（第 3 章で詳しく説明します）．

$$(\log x)'=\frac{1}{x}, \quad (e^x)'=e^x$$

この微分公式を元にして整然とした様々な微積分の公式が導かれます．ところが，底を 10 に取った対数関数，指数関数を微分すると，次のように中途半端な係数がくっついた形になってしまいます．

$$(\log_{10} x)'=\frac{1}{x\cdot\log 10}, \quad (10^x)'=10^x\cdot\log 10$$

つまり，微積分学の立場からいえば，底としてスッキリした自然な値はネイピア数 $e=2.71828\cdots$ なのです！

注 10）同様なことが三角関数でもいえる．三角関数は，角度を弧度法で表すことによって，スッキリした形の微分公式を得る．

第 1 章　指数関数と対数関数　*23*

$$(\sin x)' = \cos x, \quad (\cos x)' = -\sin x$$

この微分公式が導かれる道筋をたどれば，次の極限公式

$$\lim_{x \to 0} \frac{\sin x}{x} = 1$$

が元になっていることが分かる（この話も第 2 章できちんとやるので今は流してかまわない）．

(2) 指数関数・対数関数に関する極限

極限の議論は関数の微分積分学の理論の出発点となるもので，面倒な極限計算をするためのものではありません！薬学系では，薬物の血中濃度が時間とともにどのように変化するかという，時間に対する変化率（＝平均変化率の極限）を理解しなければなりませんし，微分表現による公式がいくつも登場します．極限の基本的な理解に基づいて記憶すると効率的です．

さて，指数関数，対数関数を微分するための出発点となる極限公式が次のものです．

定理 1.9　指数関数・対数関数の極限公式　次の (1.15)，(1.16)，(1.17) 式は同値である．

$$\lim_{t \to 0}(1+t)^{\frac{1}{t}} = e \quad (1.15), \quad \lim_{x \to 0}\frac{\log(1+x)}{x} = 1 \quad (1.16), \quad \lim_{x \to 0}\frac{e^x - 1}{x} = 1 \quad (1.17)$$

【例題 1.5】　定理 1.9 の (1.15) 式，(1.16) 式が成り立つことを示せ．

〈解答〉

(1.14) 式の左辺は，$\dfrac{1}{n} = t$ とおくと，$n \to \pm\infty$ のとき $t \to 0$ となるので，

$$\lim_{n \to \infty}\left(1 + \frac{1}{n}\right)^n = \lim_{t \to 0}(1+t)^{\frac{1}{t}}$$

と書き換えられる．この左辺は (1.14) 式より e であるから，結局 (1.15) 式が出る．

$$\lim_{t \to 0}(1+t)^{\frac{1}{t}} = e$$

さらに，(1.15) 式の両辺の自然対数（底は e だが省略してある）を取ると，

$$\lim_{t \to 0}\log(1+t)^{\frac{1}{t}} = \log e$$

対数の計算法則より，上式の左辺は次のように変形できる．

$$\lim_{t \to 0}\log(1+t)^{\frac{1}{t}} = \lim_{t \to 0}\frac{1}{t}\cdot\log(1+t) = \lim_{t \to 0}\frac{\log(1+t)}{t}$$

t と x を取り換えても結果は同じであるから，

$$\lim_{t \to 0} \frac{\log(1+t)}{t} = \lim_{x \to 0} \frac{\log(1+x)}{x}$$

また，$\log e = \log_e e = 1$ であるから結局，（1.16）式が出る.

$$\lim_{x \to 0} \frac{\log(1+x)}{x} = 1$$

【演習問題 1.5】 定理 1.9 の（1.16）式が成り立つことを用いて（1.17）式を導け.

ヒント $\log(1+x) = h$ とおき，$x \to 0$ のとき $h \to 0$ であることを用いる.

関数 $f(x)$ の導関数（微分）を記号 $f'(x)$ で表し，次のような極限によって定義しましたね.

$$f'(x) = \lim_{h \to 0} \frac{f(x+h) - f(x)}{h}$$

微分の詳しい話は第 3 章でしますが，ここではその基本となる極限の公式を求めてみましょう.

指数関数を微分するには $f(x) = e^x$ を上の微分の定義の式に代入し，次の極限値（h を 0 に近づけながら動かすだけですから極限値といっても，x は残ります. つまり x の関数となります）を求めれば良いのです.

$$f'(x) = \lim_{h \to 0} \frac{e^{x+h} - e^x}{h}$$

同様に，対数関数を微分するには $f(x) = \log x$ （$x > 0$）を上の微分の定義の式に代入して次の極限値を求めます.

$$f'(x) = \lim_{h \to 0} \frac{\log(x+h) - \log x}{h}$$

この極限値が存在するとき関数 $f(x)$ は微分可能で，その極限値を $f(x)$ の微分といいました. ここでは，指数関数・対数関数の練習問題として導関数を求めてみましょう. これらの結果は，第 3 章で用いる重要な公式となります.

【例題 1.6】 定理 1.9 を用いて次の極限値を求めよ.

$$\lim_{h \to 0} \frac{e^{x+h} - e^x}{h}$$

〈解答〉 指数法則によって次のように変形し，定理 1.9 の（1.17）式の結果を使う.

$$\lim_{h \to 0} \frac{e^{x+h} - e^x}{h} = \lim_{h \to 0} \frac{e^x e^h - e^x}{h} = \lim_{h \to 0} e^x \cdot \frac{e^h - 1}{h} = e^x \cdot \lim_{h \to 0} \frac{e^h - 1}{h} = e^x \cdot 1 = e^x$$

注 11）これより，$(e^x)' = e^x$ という指数関数の微分公式が求められたことになる. そして，次の演習問題は

$(\log x)'$ の微分公式を求める問題である.

【演習問題 1.6】 定理 1.9 を用いて次の極限値を求めよ. ただし $x>0$ とする.

$$\lim_{h \to 0} \frac{\log(x+h) - \log x}{h}$$

(3) 常用対数と表記法

数学の教科書では, 今まで説明したように

$$\log_e x \overset{\text{略記}}{=} \log x \tag{1.18}$$

と表記しますが, 薬学系を含む自然科学の分野では

$$\boldsymbol{\log_e x \overset{\text{略記}}{=} \ln x} \tag{1.19}$$

$$\boldsymbol{\log_{10} x \overset{\text{略記}}{=} \log x} \tag{1.20}$$

と表記し, また, 底が 10 である対数 (**常用対数**といいましたね) を, 底 10 を省略して $\log x$ と表記することが多いので注意してください.

本書は微積分学 (数学) の教科書という立場ですから, (1.18) 式の表記を用います. 数学の理論を展開する上では, 常にネイピア数を底にした自然対数で議論を進めます. いちいち底 e を書くのも面倒ですから省略して, $\log_e x = \log x$ という表記をするのです. これが数学の教科書の習慣になっています.

ところが, 理論的な問題よりも実際の具体的な値を求めることが必要である分野では, 関数電卓で手軽に計算できる常用対数を主に使うので, いちいち底 10 を書くのを省略して $\log_{10} x = \log x$ という表記をする習慣になっています. この立場が (1.19) 式, (1.20) 式という表記です. 本書で勉強される皆さんは薬学系の学生が多いと思うので, (1.19) 式, (1.20) 式の表記に慣れるために少し例を挙げておきます.

まず, $\ln x$ と常用対数 $\log x$ の間に $\dfrac{\ln x}{\log x} = 2.303$ という関係が成り立ちます. というのは, 底の変換公式と $\log_{10} e = \log e = 0.4343$ より

$$\ln x = \log_e x = \frac{\log_{10} x}{\log_{10} e} = \frac{\log x}{\log e} = \frac{\log x}{0.4343} = 2.303 \cdot \log x$$

となるからです.

この関係式に $x=10$ を代入すると, $\log 10 = \log_{10} 10 = 1$ より $\ln 10 = 2.303 \times \log 10 = 2.303$ となり, $\log_{10} 2 = 0.3010$ が与えられているときは, $\ln 2 = 2.303 \times \log 2 = 2.303 \times 0.3010 = 0.6932$ というふうに計算できます.

1-3 対数目盛

1-3-1 片対数方眼紙をつくる

　関数電卓で，$1, 2, 3, 4, \cdots, \ 10, 20, 30, 40, \cdots, \ 100, 200, 300, 400, \cdots, \ 1000, 2000, 3000, 4000, \cdots,$ $10000, \cdots$ の常用対数を計算してみましょう．まずは，1 から 9 までの常用対数は次のようになります．

$$\log_{10} 1 = 0, \ \log_{10} 2 = 0.3010, \ \log_{10} 3 = 0.4771, \ \log_{10} 4 = 0.6020, \ \log_{10} 5 = 0.6990$$
$$\log_{10} 6 = 0.7782, \ \log_{10} 7 = 0.8451, \ \log_{10} 8 = 0.9031, \ \log_{10} 9 = 0.9542$$

　次に，10 から 90 までの常用対数は，上の値に 1 を足した値になります．なぜかというと，例えば $\log_{10} 30 = \log_{10}(3 \times 10) = \log_{10} 3 + \log_{10} 10 = 0.4771 + 1 = 1.4771$ というふうに対数の計算法則によって桁数が 1 となって加えられるからです．

$$\log_{10} 10 = 1, \ \log_{10} 20 = 1.3010, \ \log_{10} 30 = 1.4771, \ \log_{10} 40 = 1.6020, \ \log_{10} 50 = 1.6990$$
$$\log_{10} 60 = 1.7782, \ \log_{10} 70 = 1.8451, \ \log_{10} 80 = 1.9031, \ \log_{10} 90 = 1.9542$$

　もう規則はお分かりですね．100 から 900 までの常用対数は，桁がさらに 1 つ増えたので，$\log_{10} 300 = \log_{10}(3 \times 100) = \log_{10} 3 + \log_{10} 100 = 0.4771 + 2 = 2.4771$ というように，上の値にさらに 1 を足した値になります．

$$\log_{10} 100 = 2, \ \log_{10} 200 = 2.3010, \ \log_{10} 300 = 2.4771, \ \log_{10} 400 = 2.6020, \ \log_{10} 500 = 2.6990$$
$$\log_{10} 600 = 2.7782, \ \log_{10} 700 = 2.8451, \ \log_{10} 800 = 2.9031, \ \log_{10} 900 = 2.9542$$

　これらの値を元に，次のような操作をして，方眼紙をつくります．

| 手順1 | 縦に数直線を引っ張って，常用対数の値を左側に，そしてその真数を右側に書く．
| 手順2 | 上の値のところに水平線を引いていくと，間隔が均等でないが周期的に波打つような平行線群ができ上がる．
| 手順3 | 横軸には等間隔の目盛りを取って，横軸に垂直な直線を引いていく．

片対数方眼紙のつくり方

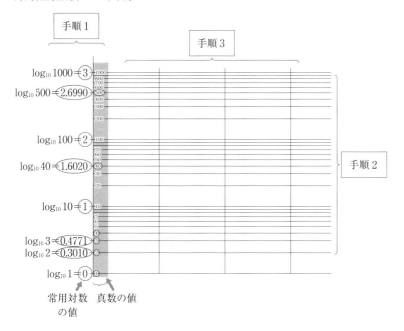

このようにしてできた方眼紙を**片対数方眼紙**といいます．市販されているものが次のものです．

縦軸に対数の目盛りを取った，周期的に波打つようなこの方眼紙は，薬学ではよくお目にかかる道具です．横軸にも対数の目盛りを取った，両対数方眼紙もあります．本節では，基本的な片対数目盛の方眼紙の使い方を理解し，薬学への応用例を見てみましょう．

片対数方眼紙

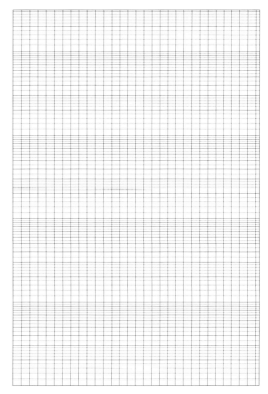

1-3-2 片対数方眼紙の使い方～指数関数を直線に変える ─────●

(1) まずは使ってみましょう！

片対数方眼紙の使い方を理解するには，まずいくつかの具体的な例を扱うのが良いでしょう．使っているうちに，「あ，こういうことか！」というようにピンとくるものです．ここでは，例題を中心に解説してから，一般的な説明をすることにします．

【例題 1.7】 次の関数について，$\log_{10} y = Y$ を縦軸に，x を横軸に取って，片対数方眼紙にグラフを描け．ただし $\log_{10} 2 = 0.3010$，$\log_{10} 3 = 0.4771$ を用いてよい．

(1) $y = \left(\dfrac{1}{2}\right)^x$ $(x > 0)$ (2) $y = 2 \cdot \left(\dfrac{1}{3}\right)^x$ $(x > 0)$

⟨解答⟩

(1) $y = \left(\dfrac{1}{2}\right)^x$ の両辺常用対数を取ると，

$$\log_{10} y = \log_{10}\left(\frac{1}{2}\right)^x = x \log_{10}\left(\frac{1}{2}\right) = x \log_{10} 2^{-1} = -x \log_{10} 2 = -0.301x$$

これより $Y = \log_{10} y$ とおき，$Y = -0.301x$ $(x > 0)$ を片対数方眼紙に描くと次のグラフになる．

(2) $y = 2 \cdot \left(\dfrac{1}{3}\right)^x$ の両辺常用対数を取ると，

$$\log_{10} y = \log_{10} 2\left(\frac{1}{3}\right)^x = \log_{10} 2 + \log_{10}\left(\frac{1}{3}\right)^x = 0.301 + (-0.4771x) = 0.301 - 0.4771x$$

これより $Y = \log_{10} y$ とおき，$Y = -0.4771x + 0.301$ $(x > 0)$ を片対数方眼紙に描くと次のグラフになる．

⟨補足⟩

$y = \left(\dfrac{1}{2}\right)^x$ と $y = 2\left(\dfrac{1}{3}\right)^x$ の交点の x 座標を求めるには，直線 $Y = -0.301x$ と $Y = -0.4771x + 0.301$ の交点の x 座標を計算すればよい．ただちに $x = 1.709$ と出るが，この値は片対数方眼紙のグラフからも確認できるだろう．

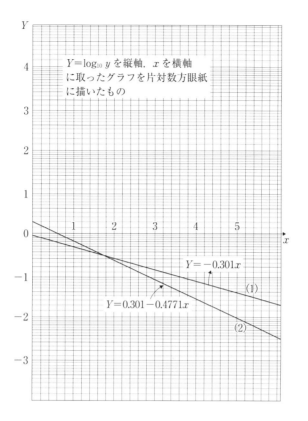

【演習問題 1.7】 次の関数について，$\log_{10} y = Y$ を縦軸に，x を横軸に取って，片対数方眼紙にグラフを描け．

$$y = 10^{4.8} \cdot 10^{1.5x} \quad (x > 0)$$

注 12) 演習問題 1.7 は，グーテンベルグ・リヒターの式と同じものである．y を E に，x を M に取り換えてみよう．

(2) 指数関数を直線に帰着する

例題 1.7 で行ったことを整理してみましょう．

$y = A \cdot B^x$ の形の関数の両辺の対数を取ると

$$\log_{10} y = \log_{10} A + x \log_{10} B$$

$\log_{10} y = Y$，$\log_{10} A = a$，$\log_{10} B = b$ とおきなおせば，Y，x は 1 次関数の関係になる．

$$Y = bx + a$$

1次関数の関係に持ち込むメリットは，現象の予測が非常にしやすいということです．Y，x が1次関数の関係にあるということは，点 (x, Y) が直線上に乗っているということです．例えば $x=100$ のとき Y がどういう値になるかは，面倒な計算をすることなく直線の延長線上にあることは分かっているので視覚的に値を求めることができます．さっそく，次のような問題を考えてみましょう．

【例題1.8】 放射性物質の崩壊は，自分の重さに比例する放射線を放出しながら自然に崩壊していくという自己破壊型の変化であり，このときの放射能の量 y と経過時間 x には $y=A \cdot B^x$ という関数関係があることが知られている．1986年のソ連のチェルノブイリ原発事故でチェルノブイリを中心とする半径 3,000 km 圏内に，放射性物質であるヨウ素131は 2,970万キュリーが沈着したといわれている．ヨウ素131の半減期は8日であることが分かっているものとして，ヨウ素131が100万キュリーまでに減少するのにどれくらいかかるか．また，1か月後の放射能の量はどれくらいになるか．

〈解答1〉 片対数方眼紙を利用して視覚的に求める方法

$y=A \cdot B^x$ の両辺の対数を取ると，

$$\log_{10} y = \log_{10} A + x \log_{10} B$$

であって，縦軸に $\log_{10} y = Y$ を取って片対数方眼紙にグラフを描くと，傾き $\log_{10} B$，Y 切片 $\log_{10} A$ の直線関係となる．$x=0$ のとき $y=2,970$（万キュリー）であるから，Y 切片は $\log_{10} 2970 = 3.47$ となる．ここで，半減期が8日であるから，2,970（万キュリー）が半分になるときの Y の値は $\log_{10} \dfrac{2970}{2} = 3.17$ である．したがって，片対数方眼紙に描かれた直線は，$(x, Y) = (8, 3.17)$ と Y 切片 $(x, Y) = (0, 3.47)$ の2点を通り，この2点をプロットすれば直線が決定する．全ての点 (x, Y) はこの直線上にある（1次関数の関係にある）ので，$Y = \log_{10} 100 = 2$ に対する x の値をグラフから読み取ると $x=41$ であるから，ヨウ素131が100万キュリーまでに減少するのにかかる時間は約41日．また，1か月を30日として $x=30$ に対する y の値をグラフから（y は真数の目盛り）読み取ると 250 であるから，1か月後の放射能の量は約250万キュリーである．

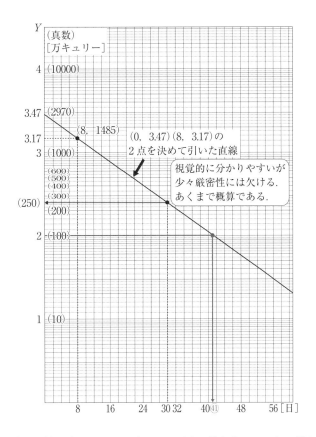

注 13) 上の解答は，視覚的に値を求めたので，ピッタリ正確な値を求めることは難しく，あくまで概算である．厳密な値を計算したければ，少し面倒だが，次のようにすれば良い．数学が得意な人はこちらの方がしっくりくるかもしれない．

〈解答 2〉 直線の問題として求める方法（関数電卓利用）

$Y = \log_{10} y$ とおくと，片対数方眼紙上の直線の方程式は Y 切片が 3.47，傾きが $\dfrac{8-0}{3.17-3.47}$ $= -0.0375$ より $Y = -0.0375x + 3.47$．

ヨウ素 131 が 100 万キュリーになるときの x の値は $Y = \log_{10} 100 = 2$ と $Y = -0.0375x + 3.47$ の交点の x 座標を求めればよいので，$2 = -0.0375x + 3.47$ より $x = 39.2$．よって約 39 日．

また，1 か月後の放射能の量は $Y = -0.0375 \times 30 + 3.47 = 2.345$ より
$Y = \log_{10} y = 2.345$ よりこのときの放射能の量は $y = 10^{2.345} = 221.3$．よって約 221 万キュリー．

〈解答 3〉 関数電卓と指数・対数計算により求める方法

$y = A \cdot B^x$ の関係があることは既知として，条件から A, B の値を求める．ただちに，$A = 2970$ と求まる．また，半減期が 8（日）であるから $y = \dfrac{A}{2}$，$x = 8$ を代入すると，

$$\frac{A}{2} = A \cdot B^8 \Leftrightarrow B = \left(\frac{1}{2}\right)^{\frac{1}{8}} = \frac{1}{\sqrt[8]{2}}$$

したがって，放射能の量と経過時間の関係は次のようになる．

$$y = 2970\left(\frac{1}{\sqrt[8]{2}}\right)^x$$

この式に $x = 30$ を代入すれば，$y = 2970\left(\dfrac{1}{\sqrt[8]{2}}\right)^{30} = \dfrac{2970}{2^{3.75}} = 220.7$ であるから，1 か月後の放射能の量は約 221 万キュリーである．また，この式に $y = 100$ を代入すれば，$100 = 2970\left(\dfrac{1}{\sqrt[8]{2}}\right)^x$ であるから，これより x について解いて，$x = 8 \cdot \dfrac{\log_{10} 29.7}{\log_{10} 2} = 39.1$．よって，100 万キュリーまで減少するのにかかった時間は，39.1 日である．　■

【演習問題 1.8】 時刻 $x = 0$ に静脈注射によって薬物を投与したとき，時刻 x における血中薬物濃度 y が

$$y = C_0 e^{-kx} \quad (x \geq 0)$$

という関数で表されることが分かっている．この両辺の常用対数を取り，$Y = \log_{10} y$ を縦軸に取って，データを片対数方眼紙にプロットすれば，x，Y は直線関係になる．さて，この直線の傾きが -1 であるとき定数 k の値を求めよ．

1-3-3　薬学への応用

　ここでは，薬学におけるいくつかの応用を，例題を解説するという形式で紹介していきます．指数関数，対数関数を駆使して現実的な問題を解決するという，数学を応用する楽しさを味わってください．

(1) 血中薬物濃度の時間変化の問題

【例題 1.9】 時刻 $x = 0$ に静脈注射によってある薬物を投与し，時刻とともに血中薬物濃度を測定した結果が次のデータである．

時間（時間）	1	2	4	10
血中薬物濃度（μg/mL）	7.1	5.0	2.5	0.3

(1) このデータを元に片対数方眼紙にグラフを作成し，半減期を求めよ．

(2) この場合，時刻 x における血中薬物濃度 y が

$$y = C_0 e^{-kx} \quad (x \geq 0)$$

という関数で表されることが知られている．片対数方眼紙のグラフより，定数 C_0, k の値を求めよ．

〈解答〉(1) 得られた 4 点を，片対数方眼紙にプロットすると，次のような直線が得られる．ここでは 2 点 $(2, \log_{10} 5.0)$, $(4, \log_{10} 2.5)$ を通る直線として直線の方程式を求めることにする．

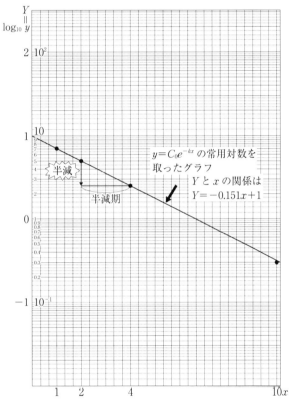

グラフより，血中濃度が半減するのに 2 時間かかることが分かる．よって，半減期は 2 時間．
(2) 注 9) より，半減期 t と k の間には

$$t = \frac{0.693}{k}$$

という関係があるので，$t = 2$ を代入して k について解けば，

$$k = \frac{0.693}{2} = 0.347 \ (\text{時間}^{-1})$$

また，C_0 は片対数方眼紙に描いた直線の y 切片の値であるから，グラフから読み取って，

$C_0 = 10 (\mu g/mL)$

【演習問題 1.9】 例題 1.9 の (2) では定数 k を半減期を用いて求めたが，ここでは半減期を用いずに，グラフから直線の傾きを読み取ることによって定数 k を求めよ．

(2) アレニウス・プロット

薬学系で登場する重要な公式の 1 つとして，薬物の分解反応速度定数 k と絶対温度 T の関係を表す式

$$k = A \cdot e^{-\frac{E_a}{RT}} \quad (\text{アレニウスの式})$$

があります．ここで，R は気体定数 8.3 J/(K·mol)，A は頻度因子，E_a は活性化エネルギー（J/mol）を表す固有の定数です．このままではゴチャゴチャして分かりにくいので，k と T の関係を見るために，両辺の自然対数を取ってみましょう．

$$\log k = \log\left(A \cdot e^{-\frac{E_a}{RT}}\right) = \log A + \log e^{-\frac{E_a}{RT}} = \log A - \frac{E_a}{RT}$$

ここで，$\log k = Y$，$\frac{1}{T} = X$ とおいて上式を書き直すと，X，Y の関係は，

$$Y = \log A - \frac{E_a}{R} X$$

という直線関係になります．横軸にそのまま T を採用して曲線的な関係で考えるよりも，$\frac{1}{T} = X$ という塊で見て X を横軸に取って直線関係に帰着した方が，はるかに視覚的にも分かりやすく，現象の予測がしやすいのです．

注 14）今回は自然対数を取った．というのは常用対数を取ると余分な係数がついてしまいスッキリとした関係にならないからである．常用対数と自然対数の値の間には，1-2-3 (3) で説明したように次の関係

$$\log x = 2.303 \cdot \log_{10} x$$

があるので常用対数に直したければ，自然対数の値を 2.303 で割ってやれば良い．

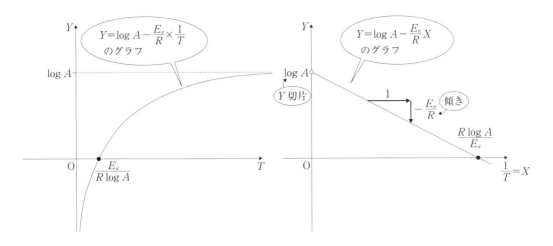

【例題1.10】 ある薬物の苛酷試験を50℃,70℃,90℃で行い,アレニウスの式(前述の説明を参照せよ)に基づいて,その分解反応速度定数の自然対数と絶対温度Tとの関係をプロットすると次の図のようになった.この反応の活性化エネルギーE_aと頻度因子Aを求めよ.

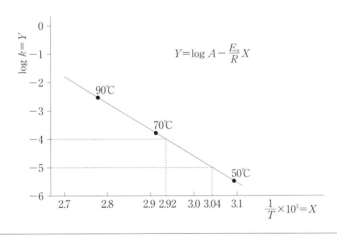

〈解答〉

以下,単位は省略する.プロットしてできた直線の傾きが$-\dfrac{E_a}{R}$,Y切片が$\log A$であることに注目する.グラフから傾きを読み取るには,目盛りが読みやすい直線上の2点を取って,直線の傾きを求めれば良い.すると,直線の傾きは

$$\frac{-5-(-4)}{(3.04-2.92)\times 10^{-3}} \fallingdotseq -8333$$

であるから,

$$-\frac{E_a}{R}=-8333 \quad \therefore E_a=R\times 8333=8.3\times 8333\fallingdotseq 69164$$

頻度因子は，Y切片がグラフから読み取りにくければ，$Y = \log A - \dfrac{E_a}{R} X$ に $\dfrac{E_a}{R} = 8333$，$Y = -5$，$X = 3.04 \times 10^{-3}$ を代入しても求められる．

$$-5 = \log A - 8333 \times 3.04 \times 10^{-3} \Leftrightarrow \log A = -5 + 25.3 = 20.3 \quad \therefore A = e^{20.3} = 6.55 \times 10^8$$

【演習問題 1.10】 例題 1.10 の反応において，アレニウスの式に基づいてプロットして求めた直線の方程式は，$\log k = Y$，$\dfrac{1}{T} = X$ とおけば

$$Y = 20.3 - 8333X$$

となる．この反応における 25℃ における速度定数を求めよ．

第2章

三角関数と逆三角関数

　薬学で三角関数をどこに使うのかといわれればすぐに思いつきませんが，数学のカリキュラムから三角関数が消えることはないでしょう．三角関数は数学の最も基本的な部分の１つであり，多少なりとも数理的な考えをするなら，分野に関係なく三角関数は不可欠です．三角関数に限らず，数学は特定の対象に限定した知識ではなく考え方に関する知識です．使い方を理解すれば特定の対象に縛られないということから，数学は社会現象から自然現象まで，多岐に渡って応用されるのです．このことが専門に進む前に数学を学ぶ理由です．現代は技術の進歩は著しく，新しかった技術もすぐに古くなってしまいます．しかし，たとえ現在の技術が使われなくなったとしても，角度と長さ，波，周期的に変化する現象，といったものを考える必要がある限り三角関数の必要性が消えることはありません．

2-1 Introduction

　三角関数の歴史は古代ギリシアまで遡るそうです．もともとの三角関数のアイデアは「角度」と「長さ」を結びつけることでした．直角三角形のある角の角度がこれなら，ある辺の長さはこう決まる，といった感じです．その知識を使えば，木に登らずに木の高さを測ることができますし，星や太陽の高さも自分がどれだけ移動したかを測ることで知ることができます．

三角測量

距離 l,角度 $\alpha, \beta, \gamma, \delta$ は測定できる.
高さ x は,次のようにして計算できる.

$$x = \frac{l}{\sqrt{\dfrac{1}{\sin^2 \alpha} + \dfrac{1}{\sin^2 \beta} + \dfrac{2\cos(\gamma+\delta)}{\sin\alpha \sin\beta}}}$$

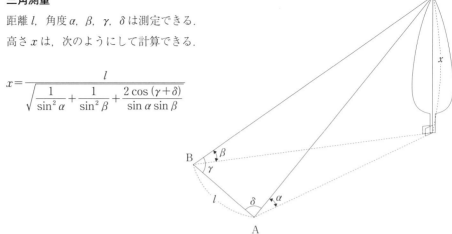

　もっと後の時代には,三角関数を上手く解釈すると「波」を表現できることが発見されました.私たちが情報を伝達するのに使う音や電波は「波」であり,人の声を分析して得られる波の形を声紋といいます.これは非常に複雑な形をしており,ある声紋が誰から発せられたかどうかは,単に形が似ているからということでは判断できません.ところが,複雑な波も,きちんと解析すれば,単純な sin や cos の波の重ね合わせであることが分かっており,どれだけ sin や cos が含まれているかを調べることで,声の解析ができるのです.このような手法をフーリエ解析といいます.

複雑な波形のグラフを単純波に分解

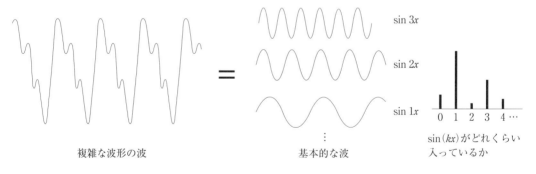

　この解析法は医療分野でも大活躍しています.MRI(磁気断層撮影装置)は,人体を解剖せずにその体を 3 次元的に診断する装置です.これは人体に色々な角度から光(電磁波)を当てて通過する光を測定すると,場所によって光の吸収率が違うのでそれを像として観察できるというものです.人体は 3 次元ですからそれを通過してきた光の信号は色々な部位の情報を含んでいます.この光の信号を解析するのにフーリエ解析の手法を用います(こういったフーリエ解析の手法を利用した医療用画像処理技術の発明に対して,ノーベル生理学医学賞が授与されました).

このように，様々な場面で三角関数は利用されていますが，実はもっと身近なところにも三角関数があります．小腹がすいたときにコンビニや生協で魚肉ソーセージとかチーズかまぼこを買ったことがあるでしょう．ソーセージを垂直面に対して 45° の角度の断面で切って，真っ二つにします．そして，皮をそっと剥いて広げてみましょう．切り口に注目すると，その切り口のカーブは sin や cos になっています（なぜだか考えてみましょう！）．

円柱を 45° の断面で切断したときの図と，切り口のグラフ

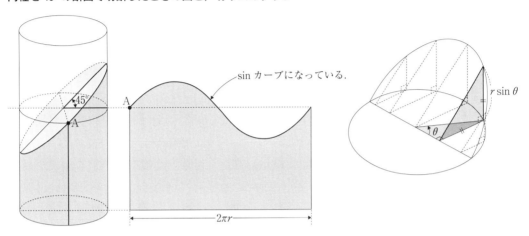

ほかにも三角関数に関する話題は沢山あるのですが，例はこの辺にしておきましょう．三角関数に苦手意識を持つ人が多いので，まずは，回りくどいようですが基本的な知識の復習から始めましょう．

2-2 三角関数

2-2-1 弧度法（復習）

角の大きさを表すとき，分度器で測る角の開き具合の単位「°」で表す方法（**度数法**）と，弧の長さで角の開き具合を表す方法（**弧度法**）があります．

注1) 角の大きさの表現には度数法の方が慣れているだろう．しかし，微積分では弧度法を採用する．この理由については，第 1 章 1-2-3(1) ネイピア数でも触れているが，要は微分積分学の理論がスッキリするからである．後に分かることであるが，角を弧度法で考えると，

$$\lim_{x \to 0} \frac{\sin x}{x} = 1$$

が自然に導かれる．この極限の結果を元に微分公式（第 3 章）

$$(\sin x)' = \cos x$$

も導かれ，さらに神秘的にして有用な結果（第 4 章）

$$\sin x = x - \frac{x^3}{3!} + \frac{x^5}{5!} - \frac{x^7}{7!} + \frac{x^9}{9!} \cdots \qquad -\infty < x < \infty$$

に繋がっていく．これらの一連の整然とした結果は，弧度法が出発点になっている．

　原点を中心とした半径 1 の円（単位円）の円周の長さは 2π，半円の弧の長さは π です．扇形の中心角が倍になればそれに対する円弧の長さも倍になります．つまり中心角と円弧は比例するので，角度の大きさを円弧の長さで表現しようというのが弧度法でしたね．例えば半円の場合，中心角 180°，弧の長さは π となります．ところが，単位円の半径が 1 といっても [cm] や [インチ] というように単位を与えていないので，当然，弧の長さにも単位はありませんが，**ラジアン[rad]** という単位を与えることがあります．rad というのは，半径を意味するラテン語 radius から来ます．円周上でその半径の長さに等しい弧（1 radius）に対応する中心角のことを 1[rad] と決めるわけです．それでは 1[rad] は何度 [°] でしょうか？これを x[°] とすると，次の比例関係が成り立ちます．

$$\frac{1}{\pi} = \frac{x}{180}$$

したがって，

$$x = \frac{180}{\pi} = 57.2957\ldots$$

つまり，弧度法と度数法の関係は次のようになります．

$$1[\mathrm{rad}] = \frac{180}{\pi}[°] \qquad \left(\theta[\mathrm{rad}] = \frac{180}{\pi}\theta[°]\text{といっても良い}\right)$$

$$\Leftrightarrow \quad \pi[\mathrm{rad}] = 180[°]$$

弧度法と度数法の関係

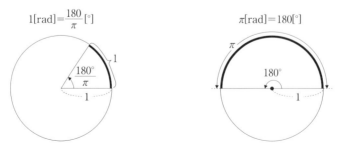

> **定理 2.1　度数法と弧度法の関係**
> $$180° = \pi [\text{rad}]$$

これを基準にして，（rad は省略します）
$$90° = \frac{\pi}{2}, \quad 60° = \frac{\pi}{3}, \quad 30° = \frac{\pi}{6}, \quad 0° = 0, \cdots$$

というように度数法は弧度法に換算できます．以後，角度は全て弧度法で考えることにします．

2-2-2　三角比から三角関数へ（復習）

(1) 三角比

高校では，3つの三角比（sin を**正弦**，cos を**余弦**，tan を**正接**ともいいました）を直角三角形から幾何学的に次のように定義しました．

> **定義 2.2　三角比の定義**
> $$\sin\theta = \frac{\text{垂辺}}{\text{斜辺}}, \quad \cos\theta = \frac{\text{底辺}}{\text{斜辺}}, \quad \tan\theta = \frac{\text{垂辺}}{\text{底辺}} = \frac{\sin\theta}{\cos\theta}$$
>
> **直角三角形と三角比の定義**
>
>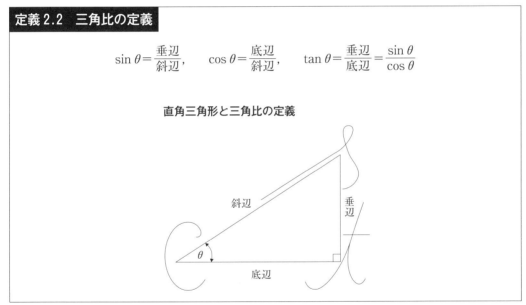

ここでは θ は直角三角形の内角の1つですから $0 < \theta < \frac{\pi}{2}$ となっています．これらは，三角関数の定義域を $0 < \theta < \frac{\pi}{2}$ に制限したものになっています．重要な角を度数法と弧度法で示し，その三角比の値を記しておきましょう．

度	rad	sin	cos	tan
(0°)	(0)	(0)	(1)	(0)
30°	$\pi/6$	$1/2$	$\sqrt{3}/2$	$1/\sqrt{3}$
45°	$\pi/4$	$1/\sqrt{2}$	$1/\sqrt{2}$	1
60°	$\pi/3$	$\sqrt{3}/2$	$1/2$	$\sqrt{3}$
(90°)	$(\pi/2)$	(1)	(0)	値なし

注2) θ は直角三角形の直角以外の角であるから，0°と90°のときは三角形がつぶれてしまう（三角形ではなくなる）が，形式的に三角比を定義することはできるという意味で，表に（ ）を付けた．

三角比の定義から次の関係が自動的に導かれます．角$(\frac{\pi}{2}-\theta)$ を θ の**余角**といいます．余角に対しては sin, cos の三角比が入れ替わるという性質があります．

定理2.3 余角の公式

$$\sin\left(\frac{\pi}{2}-\theta\right)=\cos\theta, \qquad \cos\left(\frac{\pi}{2}-\theta\right)=\sin\theta, \qquad \tan\left(\frac{\pi}{2}-\theta\right)=\frac{1}{\tan\theta}$$

$\frac{\pi}{2}-\theta$ の公式が成り立つ理由

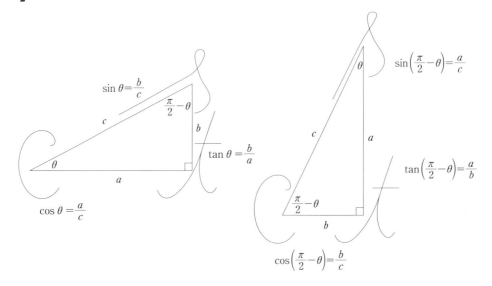

ここで $\frac{1}{\tan\theta}$ が出てきましたが，これを $\cot\theta$ と書くことにします．このように sin, cos, tan の**逆数**も定義することができて，順に**コセカント**，**セカント**，**コタンジェント**と呼びます．

定義 2.4　三角比の逆数

$$\frac{1}{\sin\theta}=\operatorname{cosec}\theta, \quad \frac{1}{\cos\theta}=\sec\theta, \quad \frac{1}{\tan\theta}=\cot\theta$$

注 3) **逆数と逆関数は別物**であるという第 1 章の注意を思い出してほしい．上の 3 つは $\sin\theta$, $\cos\theta$, $\tan\theta$ の逆数で，これらの逆関数についてはこの後すぐに学ぶ．

また，三平方の定理と三角比の定義から，次のような基本的な相互関係が成り立ちましたね．

定理 2.5　三角比の相互関係

$$\sin^2\theta+\cos^2\theta=1, \quad \tan^2\theta+1=\frac{1}{\cos^2\theta}$$

(2) 三角関数

θ を動かしながら $\sin\theta$ の値の変化をプロットしていくと，（つまり横軸に θ, 縦軸に $\sin\theta$ の値を記録すると）曲線の一部が現れます．ここで，角を変数 θ, θ を代入して得られる三角比の値を y とすれば，

$$y=\sin\theta \quad \left(0<\theta<\frac{\pi}{2}\right)$$

と書くことができて，$\sin\theta$ は角 θ の関数と見ることができます．同様にして，$y=\cos\theta$, $y=\tan\theta$ という関数も考えることができます．

$0<\theta<\dfrac{\pi}{2}$ における 3 つの三角関数のグラフ

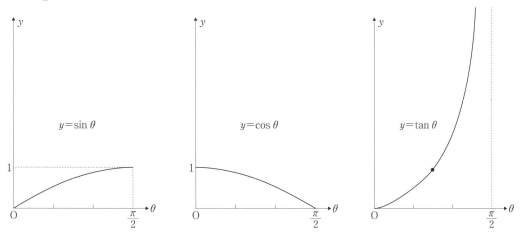

直角三角形の 2 辺の比が三角比ですから，比が問題ならば直角三角形の斜辺の長さを 1 に固定してもさしつかえありません．そこで，斜辺 1 の直角三角形において，底辺と斜辺の間の角 θ の

範囲を $0<\theta<\dfrac{\pi}{2}$ と動かしてみると，単位円の円周のうち第1象限にある部分を動く点Pが見えてきて，点Pの x 座標が $\sin\theta$，点Pの y 座標が $\cos\theta$，線分OPの傾き $\dfrac{y}{x}$ が $\tan\theta$ となっていることが分かります．この関数の定義域を広げることを考えましょう．直角三角形から離れて，単位円をもとに一般的に三角関数を定義しましょう．単位円周上の動点Pの座標 (x,y) として動径線分OPと x 軸のなす角を θ とします．ここで，角 θ は x 軸の正の部分から反時計回りの方向に測るとし，時計回り（逆向き）に測るとき負の角とします．

定義2.6 三角関数の定義

$$\cos\theta=x, \qquad \sin\theta=y, \qquad \tan\theta=\dfrac{y}{x}$$

単位円による三角関数の定義

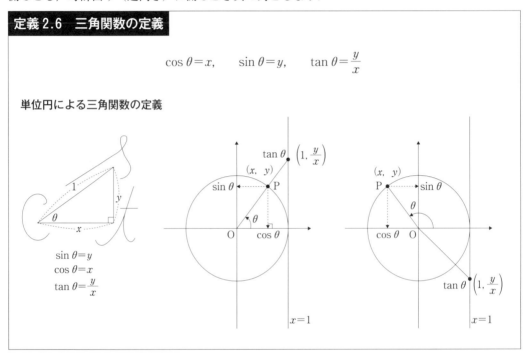

単位円による定義から，次の関係が自然に導かれます．角 $(\pi-\theta)$ を θ の**補角**といいます．

定理2.7 補角の公式，三角関数の対称性

$$\sin(\pi-\theta)=\sin\theta, \qquad \cos(\pi-\theta)=-\cos\theta, \qquad \tan(\pi-\theta)=-\tan\theta$$
$$\sin(-\theta)=-\sin\theta, \qquad \cos(-\theta)=\cos\theta, \qquad \tan(-\theta)=-\tan\theta$$

(3) 三角関数のグラフ

変数 θ を x に書き換えた $y=\sin x$, $y=\cos x$, $y=\tan x$ のグラフは次のようになります．図から分かるように $\sin x$, $\cos x$ は 2π の周期を，$\tan x$ は π の周期を持っています．また，$-1\leq\sin x\leq1$, $-1\leq\cos x\leq1$ であるのに対し，$\tan x$ は全ての実数値を取ります（$-\infty<\tan x<\infty$）．ただ，$\sin x$, $\cos x$ の定義域は x の全域に渡るのに対し，$\tan x$ は $\pm\dfrac{\pi}{2}, \pm\dfrac{3\pi}{2}, \cdots$ では定義されないことに注意しましょう．

三角関数のグラフ

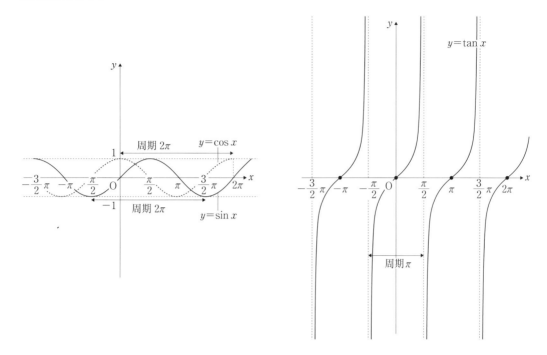

(4) 三角関数の逆数

三角比と同様に，$y=\sin x$，$y=\cos x$，$y=\tan x$ の逆数の関数も次のように定義できます．

$$y=\frac{1}{\sin x}=\operatorname{cosec} x, \qquad y=\frac{1}{\cos x}=\sec x, \qquad y=\frac{1}{\tan x}=\cot x$$

例えば，$\operatorname{cosec} x$ の値が分母 $\sin x=0$ となる $x=0,\pm\pi,\pm 2\pi,\cdots$ では存在しないというように，これらは分母を 0 にしない全ての x に対して定義されます．グラフは次のようになります．

三角関数の逆数のグラフ

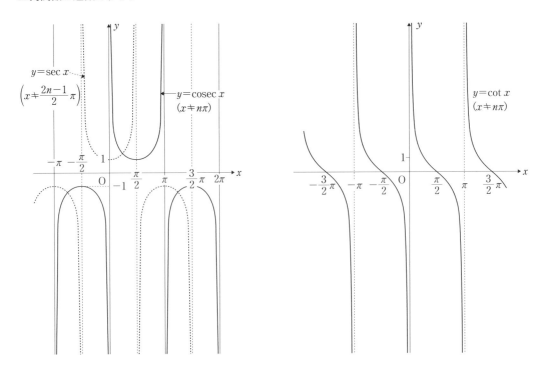

2-2-3 三角関数の加法定理（復習）

(1) $\sin(x+y) \neq \sin x + \sin y$ は根本的な問題

$$\sin\frac{\pi}{3}+\sin\frac{\pi}{6}=\frac{\sqrt{3}}{2}+\frac{1}{2}\neq\sin\left(\frac{\pi}{3}+\frac{\pi}{6}\right)=\sin\frac{\pi}{2}=1$$

となるのは定義を思い出せば明らかなことですね．三角関数は，角を足せば値も和になる，すなわち，$\sin(x+y)=\sin x+\sin y$ となるような単純な関数ではありません．

加法定理と三角関数の和

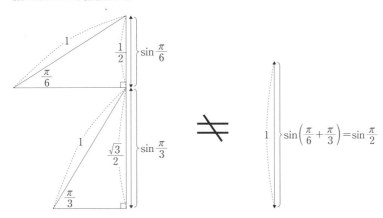

三角関数を難しく感じる理由の1つは，計算法則が加法定理を基礎に置くことでしょう．しかし，これなしでは三角関数は扱えませんし，この法則こそ三角関数の本質なのです．全ての加法定理がらみの公式は次の2つから出ます．以下，表記は複合同順とします．

定理 2.8　三角関数の加法定理

$$\sin(x\pm y)=\sin x\cos y\pm\sin y\cos x$$
$$\cos(x\pm y)=\cos x\cos y\mp\sin x\sin y$$

この加法定理から，倍角の公式と半角の公式，さらに，積→和・差公式（微積分の計算でよく使う），和・差→積公式（三角方程式を解くときによく使う）も導かれます．ここでは，しばしば使われる加法定理から導かれる結果を公式集として載せておきます．

系 2.9　加法定理から派生する公式

1. 倍角の公式

$$\sin 2x=2\sin x\cos x,\qquad \cos 2x=\cos^2 x-\sin^2 x=1-2\sin^2 x=2\cos^2 x-1,$$
$$\tan 2x=\frac{2\tan x}{1-\tan^2 x}$$

2. 半角の公式

$$\sin^2\frac{x}{2}=\frac{1-\cos x}{2},\qquad \cos^2\frac{x}{2}=\frac{1+\cos x}{2}$$

3. 積を和・差に変える公式

$$\sin x\cos y=\frac{\sin(x+y)+\sin(x-y)}{2},\qquad \cos x\cos y=\frac{\cos(x+y)+\cos(x-y)}{2},$$
$$\sin x\sin y=\frac{\cos(x-y)-\cos(x+y)}{2}$$

4. 和・差を積に変える公式

$$\sin x \pm \sin y = 2\cos\frac{x \mp y}{2}\sin\frac{x \pm y}{2}, \qquad \cos x + \cos y = 2\cos\frac{x+y}{2}\cos\frac{x-y}{2},$$

$$\cos x - \cos y = -2\sin\frac{x+y}{2}\sin\frac{x-y}{2}$$

2-2-4　三角関数の極限

三角関数の微分の出発点は，次の極限です！

定理 2.10　三角関数の極限公式

$$\lim_{x \to 0}\frac{\sin x}{x} = 1$$

この極限公式は，幾何学的に証明することができますし，直観的にもほとんど明らかに思えますが，大切なことは，角を弧度法で考えているということです．

注4) 弧度法のほうが都合が良いという理由の1つは，円弧の長さや扇形の面積の表し方が簡潔になるということである．半径1の円周から中心角 x で切り出した円弧の長さを l とすると，円の全周は 2π となり，l はその何分の1かに当たる．x を度数法で考えると $l = 2\pi \times \dfrac{x}{360}$ となるが，弧度法で考えれば，次のように簡潔になる．

$$l = 2\pi \times \frac{x}{2\pi} = x$$

また弧度法を用いれば，単位円の面積 π であるから，中心角 x で切り出した扇形の面積 S は

$$S = \pi \times \frac{x}{2\pi} = \frac{x}{2}$$

と簡潔になる．

単位円上で図示してみれば，弧度 x が非常に小さいときは，扇形の弧の長さ x は $\sin x$, $\tan x$ とほとんど同じ大きさになるように見えますね．つまり，$x \to 0$ のとき

$$\sin x \fallingdotseq \tan x \fallingdotseq x \quad \Leftrightarrow \quad \frac{\sin x}{x} \fallingdotseq \frac{\tan x}{x} \fallingdotseq 1$$

このことを極限の記号で表現すると

$$\lim_{x \to 0}\frac{\sin x}{x} = 1, \quad \lim_{x \to 0}\frac{\tan x}{x} = 1$$

極限公式の図による説明

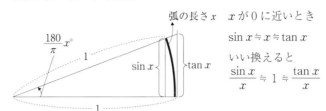

【例題 2.1】 原点を O，点 (0,1) を A，単円周上に ∠AOB＝x となるような点 B を取り，直線 $x=1$ と直線 OB の交点を C とする．ただし，角 x は弧度法で測るものとし，$0<x<\dfrac{\pi}{2}$ とする．

(1) △AOB，△AOC，扇形 OAB の面積をそれぞれ求め，この 3 つの面積の大小関係を不等式で表せ．

(2) 不等式 $\cos x < \dfrac{\sin x}{x} < 1$ を示せ．

(3) $\displaystyle\lim_{x\to 0}\dfrac{\sin x}{x}=1$ を示せ．

〈解答〉 (1) △AOB の面積 $=\dfrac{1}{2}\times OA\times \sin x=\dfrac{\sin x}{2}$，△AOC の面積 $=\dfrac{1}{2}\times OA\times \tan x=\dfrac{\tan x}{2}$，扇形 OAB の面積 $=\dfrac{x}{2}$

これらの大小関係は，下の図より，

$$\dfrac{\sin x}{2} < \dfrac{x}{2} < \dfrac{\tan x}{2}$$

△AOB, △AOC, 扇形 OAB の大小関係

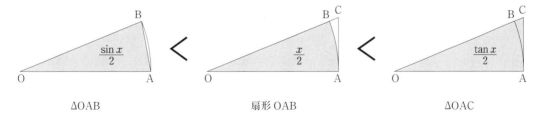

△OAB   扇形 OAB   △OAC

(2) $0<x<\dfrac{\pi}{2}$ より，$\sin x$, $\cos x$, $\tan x$ は全て正の値を取るので，これらで割っても掛けても不等号の向きは変わらないことに注意する．(1) で得た結果より，

$$\sin x<x<\tan x=\frac{\sin x}{\cos x}\quad\Leftrightarrow\quad 1<\frac{x}{\sin x}<\frac{1}{\cos x}\quad\Leftrightarrow\quad 1>\frac{\sin x}{x}>\cos x \qquad\blacksquare$$

(3) $x\to0$ としても (2) の大小関係は変わらないから，$\displaystyle\lim_{x\to0}\cos x=\cos0=1$ であることより，

$$\lim_{x\to0}\frac{\sin x}{x}=1 \qquad\blacksquare$$

第1章でも述べたように，極限の議論は関数の微分積分学の出発点です．関数 $f(x)$ を微分するということは，次の極限を求めることにほかなりません．

$$\lim_{h\to0}\frac{f(x+h)-f(x)}{h}$$

三角関数 $\sin x$ を微分するには，この式に $f(x)=\sin x$ を代入して計算し，得られた関数が，$\sin x$ の微分になります．次の問題は，極限計算の問題ですが，$\sin x$ を微分する問題です．

【例題 2.2】 次の極限を求めよ．

$$\lim_{h\to0}\frac{\sin(x+h)-\sin x}{h}$$

〈解答〉

$$\lim_{h\to0}\frac{\sin(x+h)-\sin x}{h}=\lim_{h\to0}\frac{\sin x\cos h+\sin h\cos x-\sin x}{h}=\lim_{h\to0}\frac{\sin h\cos x-\sin x(1-\cos h)}{h}$$

$$=\lim_{h\to0}\left\{\cos x\cdot\frac{\sin h}{h}-\sin x\cdot\frac{1-\cos h}{h}\right\}=\cos x\cdot\lim_{h\to0}\frac{\sin h}{h}-\sin x\cdot\lim_{h\to0}\frac{1-\cos h}{h}\qquad(2.1)$$

ここで，例題2.1 (3) の結果より

$$\lim_{h\to0}\frac{\sin h}{h}=1$$

また，

$$\lim_{h\to0}\frac{1-\cos h}{h}=\lim_{h\to0}\frac{1-\cos h}{h}\cdot\frac{1+\cos h}{1+\cos h}=\lim_{h\to0}\frac{1-\cos^2 h}{h(1+\cos h)}=\lim_{h\to0}\frac{\sin^2 h}{h(1+\cos h)}=\lim_{h\to0}\frac{\sin h}{h}\cdot\frac{\sin h}{1+\cos h}$$

$$=\lim_{h\to0}\frac{\sin h}{h}\cdot\lim_{h\to0}\frac{\sin h}{1+\cos h}=1\cdot\frac{\sin 0}{1+\cos 0}=1\cdot\frac{0}{1+1}=0$$

より，

$$(2.1)=\cos x\cdot1-\sin x\cdot0=\cos x \qquad\blacksquare$$

【演習問題2.1】 次の極限を求めよ.

(1) $\displaystyle\lim_{h\to 0}\frac{\cos(x+h)-\cos x}{h}$　　　(2) $\displaystyle\lim_{h\to 0}\frac{\tan(x+h)-\tan x}{h}$

2-3 逆三角関数

2-3-1 逆三角関数

　関数 $f(x)$ が狭義単調であるとき逆関数が定義できて，$f(x)$ の逆関数を $f^{-1}(x)$ という記号で表すということを 1-1-3 項で学びました．指数関数 $f(x)=e^x$ は全ての実数 x において狭義単調増加関数ですから逆関数が定義され，それが $f^{-1}(x)=\log x$ $(x>0)$ でしたね．一方，2 次関数 $f(x)=x^2$ は狭義単調ではありませんが，定義域を $x>0$ に限定すれば狭義単調になるので，その定義域において逆関数（$f^{-1}(x)=\sqrt{x}$, $x>0$）を定義することができました.

　三角関数はあるパターンを周期的に繰り返す関数で，狭義単調関数ではありません。しかし，2 次関数に逆関数を定義した方法と同様にして，狭義単調である部分に限定して逆関数を定義することができます．例えば，$\sin x$ に関しては，$-\dfrac{\pi}{2}\le x\le\dfrac{\pi}{2}$ に制限すれば単調増加関数になりますし，$\dfrac{\pi}{2}\le x\le\dfrac{3\pi}{2}$ に制限すれば単調減少関数になるので，いずれの場合にも逆関数を定義することができます．しかし，各人が勝手気ままに異なる部分を選んで逆関数を定義すると不便ですから，どこに限定して逆関数を定義するのかを便宜的に決めておく必要があります.

　そこで，三角関数の逆関数を次のように定義することに決めるのです.

定義 2.11　逆三角関数

三角関数を

$$y=\sin x \quad\left(-\frac{\pi}{2}\le x\le\frac{\pi}{2}\right),\qquad y=\cos x \quad(0\le x\le\pi),\qquad y=\tan x \quad\left(-\frac{\pi}{2}<x<\frac{\pi}{2}\right)$$

と制限したものに逆関数を考え，それぞれ $\boldsymbol{y=\sin^{-1}x}$, $\boldsymbol{y=\cos^{-1}x}$, $\boldsymbol{y=\tan^{-1}x}$ と書いて**逆三角関数**という．通常は，次の範囲に制限して定義する.

$$y=\sin^{-1}x \quad\left(-1\le x\le 1,\ \ \frac{\pi}{2}\le y\le\frac{\pi}{2}\right)$$

$$y=\cos^{-1}x \quad(-1\le x\le 1,\ \ 0\le y\le\pi)$$

$$y=\tan^{-1}x \quad\left(-\infty<x<\infty,\ \ -\frac{\pi}{2}<y<\frac{\pi}{2}\right)$$

これらは順に，アークサイン x，アークコサイン x，アークタンジェント x と読む.

逆三角関数のグラフ，三角関数グラフとの関係

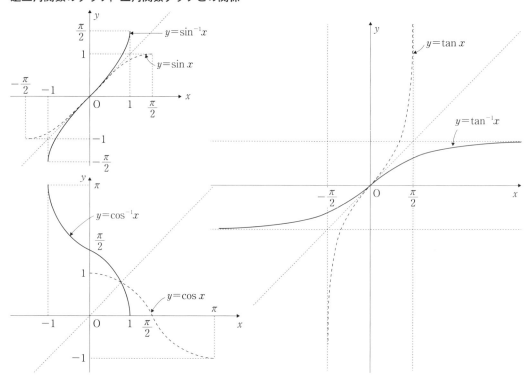

2-3-2 表記に関する注意

先ほども述べましたが，三角関数の逆数と逆関数は別物です．特に三角関数 $\sin x$ は，右肩に -1 を乗せた逆関数を表す記号 $\sin^{-1} x$ と，-1 乗という表記をする逆数 $\frac{1}{\sin x} = (\sin x)^{-1}$ と混同しやすいから注意が必要でしょう．こういった事情から，混同を避けるために，定義 2.4 のように三角関数の逆数にはわざわざ $\operatorname{cosec} x$ というように名前と記号が与えられています．

また逆関数 $\sin^{-1} x$ の表記に関しては，混同を避けるために，$\sin$ の右肩に -1 を乗せる代わりに $\arcsin x$ という，arc を頭に付けた記号を用いる表記法もあります．さらに，$\operatorname{Sin}^{-1} x$ と先頭のアルファベットを大文字にする表記法もあります．本書では，定義 2.11 の表記で通すことにしますが，このように，逆三角関数は主値も含めて，本によって（分野によって）何通りかの表記があることに気をつけましょう．sin に関する例をあげましたが，cos, tan についても同様です．

三角関数の表記に関してもう 1 つ注意事項があります．n が自然数のときに限って三角関数の n 乗は $(\sin x)^2 = \sin^2 x$ のように $\sin^n x$ と書く習慣があります．この表記は，「角の n 乗の sin なのか？それとも sin の n 乗か？」という混乱を避けるためには有効です．例えば，$(\sin x)^2 \neq \sin x^2$ ということをハッキリしたい場合には，$(\sin x)^2 = \sin^2 x$ と書くか，角に（ ）を付けて $\sin(x^2)$ と書くと良いでしょう．ここで述べたことを標語的に表す例を挙げておきましょう．

$$\sin^{-1}x \neq (\sin x)^{-1} = \frac{1}{\sin x} \overset{\text{def}}{=} \operatorname{cosec} x \neq \sin(x^{-1}) = \sin\frac{1}{x}$$

2-3-3 逆三角関数の基本的な計算

対数関数の性質が指数関数の性質から導かれたのと同様に，逆三角関数の性質は全て三角関数の性質から導かれます．今後必要になる逆三角関数の基礎的な扱い方を，例題を通じていくつか学びましょう．

【例題 2.3】 次の逆三角関数の値を求めよ．

(1) $\sin^{-1}\dfrac{1}{2}$　　(2) $\cos^{-1}\left(-\dfrac{\sqrt{3}}{2}\right)$　　(3) $\tan^{-1}\sqrt{3}$

〈解答〉 定義 2.11 より，$\sin^{-1}\dfrac{1}{2}$ とは，$\sin$ の値が $\dfrac{1}{2}$ となるもののうち，$-\dfrac{\pi}{2}$ 以上 $\dfrac{\pi}{2}$ 以下の間にある角のことである．また，$\cos^{-1}\left(-\dfrac{\sqrt{3}}{2}\right)$ とは，$\cos$ の値が $-\dfrac{\sqrt{3}}{2}$ となるもののうち，0 以上 π 以下の間にある角のことである．さらに $\tan^{-1}\sqrt{3}$ とは，$\tan$ の値が $\sqrt{3}$ となるもののうち，$-\dfrac{\pi}{2}$ から $\dfrac{\pi}{2}$ の間にある角のことである．

(1) $\sin^{-1}\dfrac{1}{2} = x$ とおくと $\sin x = \dfrac{1}{2}$　$\left(-\dfrac{\pi}{2} \leq x \leq \dfrac{\pi}{2}\right)$．この三角方程式を解けば，

$x = \dfrac{\pi}{6}$ すなわち $\sin^{-1}\dfrac{1}{2} = \dfrac{\pi}{6}$

(2) $\cos^{-1}\left(-\dfrac{\sqrt{3}}{2}\right) = x$ とおくと $\cos x = -\dfrac{\sqrt{3}}{2}$　$(0 \leq x \leq \pi)$．この三角方程式を解けば，

$x = \dfrac{5\pi}{6}$ すなわち $\cos^{-1}\left(-\dfrac{\sqrt{3}}{2}\right) = \dfrac{5\pi}{6}$

(3) $\tan^{-1}\sqrt{3} = x$ とおくと $\tan x = \sqrt{3}$　$\left(-\dfrac{\pi}{2} < x < \dfrac{\pi}{2}\right)$．この三角方程式を解けば，

$x = \dfrac{\pi}{3}$ すなわち $\tan^{-1}\sqrt{3} = \dfrac{\pi}{3}$

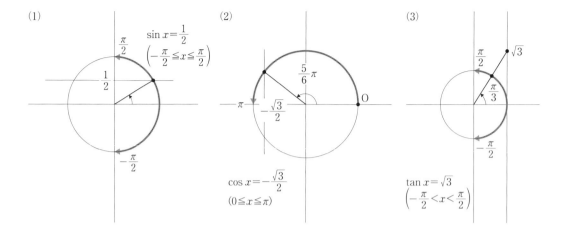

【演習問題 2.2】 次の逆三角関数の値を求めよ．

(1) $\sin^{-1}\dfrac{1}{\sqrt{2}}$ (2) $\cos^{-1} 0$ (3) $\tan^{-1}(-1)$

【例題 2.4】 次の極限を求めよ．
$$\lim_{x\to 0}\frac{\sin^{-1} x}{x}$$

〈解答〉 三角関数の極限の問題に帰着する．$\sin^{-1} x=\theta$ とおくと，$\sin\theta=x$ $\left(-\dfrac{\pi}{2}\leqq\theta\leqq\dfrac{\pi}{2}\right)$ であり，$x\to 0$ のとき $\theta\to 0$ となるから，

$$\lim_{x\to 0}\frac{\sin^{-1} x}{x}=\lim_{\theta\to 0}\frac{\theta}{\sin\theta}=\lim_{\theta\to 0}\frac{1}{\frac{\sin\theta}{\theta}}=\frac{1}{\lim_{\theta\to 0}\frac{\sin\theta}{\theta}}=\frac{1}{1}=1$$

【演習問題 2.3】 次の極限を求めよ．

(1) $\lim\limits_{x\to 0}\dfrac{\tan^{-1} x}{x}$ (2) $\lim\limits_{x\to\infty} x\left(\dfrac{\pi}{2}-\tan^{-1} x\right)$

【例題 2.5】 次の等式が成り立つことを示せ．
$$\cos(\sin^{-1} x)=\sqrt{1-x^2} \quad (-1\leqq x\leqq 1)$$

〈解答〉 $\cos(\sin^{-1}x)$ を変形することによって $\sqrt{1-x^2}$ となることを示す.

$\sin^{-1}x=\theta$ とおくと $\sin\theta=x$ $\left(-\dfrac{\pi}{2}\leq\theta\leq\dfrac{\pi}{2},\ -1\leq x\leq 1\right)$. また,$\sin^2\theta+\cos^2\theta=1$ より $\cos(\sin^{-1}x)=\cos\theta=\pm\sqrt{1-\sin^2\theta}$ であるが,$-\dfrac{\pi}{2}\leq\theta\leq\dfrac{\pi}{2}$ においては $\cos\theta\geq 0$ となるから,負にはならないので $\cos\theta=\sqrt{1-\sin^2\theta}$. したがって,

$$\cos(\sin^{-1}x)=\cos\theta=\sqrt{1-\sin^2\theta}=\sqrt{1-x^2}\quad(-1\leq x\leq 1)$$

注5) この例題の結果は,$f(x)=\cos(\sin^{-1}x)$ のグラフは,単位円の上半円であることを示している.三角関数と逆三角関数が合成(現段階ではまだ合成関数をきちんと定義していないので,直観的な表現であることに注意しよう)されているような形の関数は,適切に変形すれば簡潔な形になることがある.

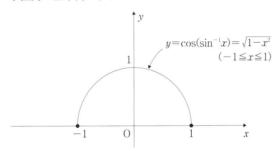

単位円の上半円のグラフ

【演習問題 2.4】 次の等式が成り立つことを示せ.

$$\sin^{-1}x+\cos^{-1}x=\dfrac{\pi}{2}$$

注6) 次章で登場する重要な微分公式の1つに,$\{\sin^{-1}x\}'=\dfrac{1}{\sqrt{1-x^2}}$ がある.微分の逆演算が積分であるから,C を定数として,

$$\{\sin^{-1}x\}'=\dfrac{1}{\sqrt{1-x^2}}\quad\overset{\text{同値}}{\Longleftrightarrow}\quad\int\dfrac{1}{\sqrt{1-x^2}}dx=\sin^{-1}x+C$$

が成り立つ.これより,次の定積分が計算できる.

$$\int_0^{\frac{1}{2}}\dfrac{1}{\sqrt{1-x^2}}dx=\sin^{-1}\dfrac{1}{2}-\sin^{-1}0=\dfrac{\pi}{6}$$

積分計算は一般に難しいが，逆三角関数を知ることによって積分できる関数の範囲が広がるというのはありがたいことである．次章以降，こういった逆三角関数が関係する微分積分計算がしばしば登場する．

第3章

微分の基礎概念

　例えば，体重が5kg増えたとしましょう．どれだけ増えたというだけでは体重変化の記述としては不十分です．1年間で5kgか，1か月で5kgか（この場合，食生活か健康上に問題がありそう），1週間で5kgなのか（減量後のリカバリー中のボクサーならあり得る）…では，全く意味が違います．

　時間とともに変化する量は，変化の様子を記述する際，次の量を考えると分かりやすくなります．

$$平均変化率 = \frac{体重の増分\Delta y}{時間の増分\Delta x}$$

　体重は，飲んだり食べたりすれば増えますし，排泄や発汗で減ります．詳細に体重変化を記述したければ1時間ごと，より細かく1分ごと，1秒ごとに記録することも考えられます．時間の増分 Δx を小さくすればさらに細かく変動の様子が分かるでしょうし，Δx を限りなく0に近づけたときの平均変化率は瞬間的な体重の変化率を意味し，これを微分記号 $\frac{dy}{dx}$ で表すのでしたね．

$$変化率（yの変化速度） = \lim_{\Delta x \to 0} \frac{\Delta y}{\Delta x} = \frac{dy}{dx}$$

　横軸に時間 x，縦軸に体重 y を取れば，体重が時間とともに刻一刻と変化する様を視覚的にみることができます．体重を時間の関数とみれば，変化速度はこの関数の曲線上の1点における接線の傾き（この値を微分係数といいました！）に対応します．

　この考え方はそのまま薬学の分野に応用されます．体内薬物量を X，血中薬物濃度を C とすると，これらは時間 t とともに変化する量ですから，それぞれ $X(t), C(t)$ というように t の関数で表すことができます．薬物の体内における挙動を解析するために，その変化速度 $\frac{dC}{dt}$，$\frac{dX}{dt}$ を考えて微分積分学を応用するという手法は，薬物速度論と呼ばれる薬学において重要な分野です．

3-1 微分係数と導関数

3-1-1 微分係数とは何か？～合言葉は「地球は平らだ！」

　地球は丸いけれど普段の生活では全く感じませんね．ところが，例えばサンシャイン60のような高層ビルの展望台から地平線をみれば，丸くカーブしていることが認識できます．富士急ハイランドのジェットコースターはカーブの連続ですが，小さな蟻にとってはカーブの上に置かれたとしても自分のいる地点の周囲は曲面ではなく，紛れもなく平らな斜面だと認識するでしょう．

　曲線上の1点に焦点を当てて，その点をAと名づけます．この曲線の方程式を$y=f(x)$としましょう．点Aを中心とした半径rの円を考えて，rを限りなく小さくしていくと，円の中に捉えられる曲線はある直線に限りなく近づいていくことが予想されます．この直線をlとしましょう．直線lは点Aの近くの様子をよく表しています．lの方程式を$y=mx+n$とするとき，傾きmを点Aにおける関数$f(x)$の**微分係数**といいます．点Aのx座標をaとするとき，点Aにおける関数$f(x)$の微分係数を記号$f'(a)$で表します．$f'(a)$は**点Aにおける関数$f(x)$の変化率**を表しています．図形的には，**点Aにおける直線lの接線の傾き**が$f'(a)$となります．蟻は実際は曲線上にいるのですが，この蟻にとっては曲線は直線であって，自分のいる場所の直線が「急勾配であるか緩やかであるか，また上り坂であるか下り坂であるか」が問題なので，重要なのは直線lの傾き，つまり蟻のいる位置を点Aとしたとき$f'(a)$の大きさや符号が関心事なのです．

点A近傍の直線近似

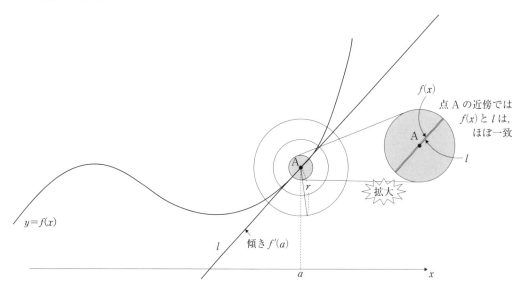

$f'(a)$ を計算するには次のように考えればよいのでしたね．まず曲線上に点 A 以外にもう 1 点 B を取って，この 2 点を通る直線（割線）の**変化率**（曲線の平均変化率）を計算します．

$$\text{直線の変化率（割線の傾き）} = \frac{y \text{の増分}}{x \text{の増分}}$$

1 点 A における変化率は，点 A を固定して B を限りなく A に近づけたときの変化率の極限だと考えることができます．具体的には，点 A の x 座標を a，点 B の x 座標を $a+h$ として，h を限りなく 0 に近づけたときの極限が $f'(a)$ となります．

$$\lim_{h \to 0} \frac{f(a+h) - f(a)}{(a+h) - a} = f'(a)$$

微分係数と割線の傾き

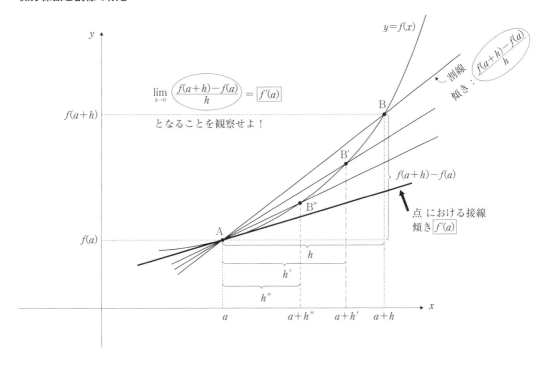

ここで，定義と用語の整理をしておきましょう．

定義 3.1　微分可能性と微分係数

$x = a$ を含む開区間で定義された関数 $f(x)$ に対して，次の極限値
$$\lim_{h \to 0} \frac{f(a+h) - f(a)}{h} = \alpha \tag{3.1}$$
が存在するとき，$f(x)$ は $x = a$ で**微分可能**といい，極限値 α を $\boldsymbol{f'(a)}$ で表し，点 a における $f(x)$ の**微分係数**という．

序章0-2節でも紹介しましたが，薬学では，ある薬物の血中濃度を時間の関数とみて，その時間に対する変化率を考えて様々な解析を行います．時刻 $t=a$ における血中濃度の変化率は，$t=a$ における血中濃度の微分係数となります．

【例題 3.1】 ある薬物を注射によって投与したときの時刻 t における血中濃度を $C(t)$ とする．初期の血中濃度を C_0 としたとき，$C(t)$ は次の関数で表されることが分かっているとする．

$$C(t)=C_0 e^{-kt} \quad (t>0)$$

(1) このとき，時刻 $t=0,\ 1$ における血中濃度の変化率を求めよ．

(2) $C_0=1$，$k=1$ として $y=C(t)=e^{-t}$ のグラフの概形を描き，$C'(0)$，$C'(1)$ の図形的な意味を述べよ．

〈解答〉 (1) 時刻 $t=0$ における $C(t)$ の変化率（速度）は $C'(0)$ であるから，定義3.1より，

$$C'(0)=\lim_{h\to0}\frac{C(0+h)-C(0)}{h}=\lim_{h\to0}\frac{C_0 e^{-kh}-C_0 e^{-k\cdot0}}{h}=\lim_{h\to0}C_0\frac{e^{-kh}-1}{h}=\lim_{h\to0}C_0\frac{e^{-kh}-1}{-kh}\cdot(-k)$$

$$\underset{\substack{-kh=u\\とおく}}{=}\lim_{u\to0}C_0\cdot\frac{e^{u}-1}{u}\cdot(-k)=C_0\cdot1\cdot(-k)=-kC_0$$

時刻 $t=1$ における $C(t)$ の変化率（速度）は $C'(1)$ であるから，同様にして

$$C'(1)=\lim_{h\to0}\frac{C(1+h)-C(1)}{h}=\lim_{h\to0}\frac{C_0 e^{-k(1+h)}-C_0 e^{-k}}{h}=\lim_{h\to0}C_0\frac{e^{-k}e^{-kh}-e^{-k}}{h}$$

$$=\lim_{h\to0}C_0 e^{-k}\cdot\frac{e^{-kh}-1}{h}=\lim_{h\to0}C_0 e^{-k}\cdot\frac{e^{-kh}-1}{-kh}\cdot(-k)\underset{\substack{-kh=u\\とおく}}{=}\lim_{u\to0}C_0 e^{-k}\cdot\frac{e^{u}-1}{u}\cdot(-k)$$

$$=C_0 e^{-k}\cdot1\cdot(-k)=-kC_0 e^{-k}$$

注1) ここで，上のアミ掛け部分は定理1.9の極限公式：

$$\lim_{x\to0}\frac{e^{x}-1}{x}=1$$

を用いていることに注意せよ．微分を学べば，極限公式の意義や重要性が分かる．

(2) $y=C(t)=e^{-t}$ のグラフは次のようになる．$C'(0)=-1$，$C'(1)=-\dfrac{1}{e}$ は，それぞれ $t=0,\ 1$ における $y=e^{-t}$ の接線の傾きとなっている．

$y=C(t)$ のグラフと $C'(0)$, $C'(1)$

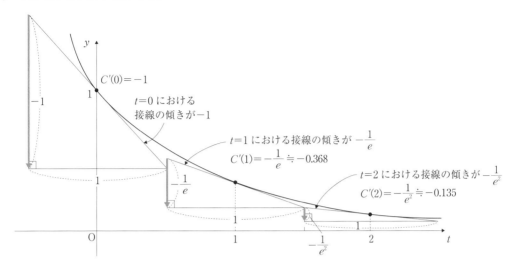

【演習問題 3.1】 $y=C(t)=e^{-t}$ において,例題 3.1 と同様にして $C'(-1)$, $C'(2)$ を計算せよ.

注 2) 結局は,t の値を特定せずに定義 3.1 から $C'(t)$ を計算し,その t の関数 $C'(t)$ に対して $t=-1$, 0, 1, 2, … を代入したものがそれぞれ微分係数 $C'(-1)$, $C'(0)$, $C'(1)$, $C'(2)$, … にほかならない.

3-1-2 導関数と微分

実際,点 A($y=f(x)$ 上の x 座標が a である点)は微分可能となる区間のどこに取っても構わないので,定数 a でなく,この区間の任意の値 x を思い切って微分係数の定義に代入してみることにします.すると,$f'(0)$, $f'(1)$, $f'(2)$, … という微分係数は,$x=0$, 1, 2, … を代入したときの関数の値 $f'(0)$, $f'(1)$, $f'(2)$, … と考えることができます.言い換えると,$f'(x)$ という,$f(x)$ から導かれるけれども $f(x)$ と別の関数が定義され,この関数 $f'(x)$ の値が微分係数ということになります.この関数 $f'(x)$ を $f(x)$ の導関数といいました.復習も兼ねて,用語の定義をまとめておきましょう.

導関数の視覚的な意味

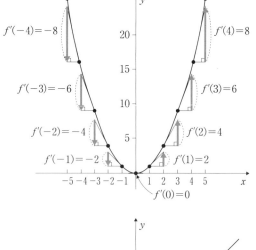
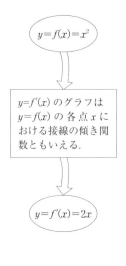
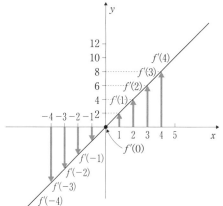

定義 3.2 導関数と微分

区間 I で定義された関数 $y=f(x)$ が I の全ての点 x で微分可能なとき，$f(x)$ は**区間 I で微分可能**であるという．

$f(x)$ が区間 I で微分可能であるとき，区間 I の各点 x に対して微分係数 $f'(x)$ を対応させることにより 1 つの関数を得る．この関数を $f(x)$ の**導関数**という．すなわち

$$f'(x) = \lim_{h \to 0} \frac{f(x+h) - f(x)}{h} \tag{3.2}$$

であり，これを

$$f'(x), \quad \frac{dy}{dx}, \quad \frac{d}{dx}f(x), \quad y', \quad \{f(x)\}'$$

などと表す．

導関数 $f'(x)$ を求めることを関数 $f(x)$ を**微分する**という．

関数 $f(x)$ を微分するには，定義 3.2 の導関数の定義

第3章　微分の基礎概念　　**63**

$$f'(x)=\lim_{h\to 0}\frac{f(x+h)-f(x)}{h}$$

に従い極限計算を行って $f'(x)$ 求めればよいのです．しかし，次の例題を解いてみれば分かりますが，微分というのは，結構面倒な作業になります．

【例題 3.2】　次の関数を**定義に従って**微分せよ．

(1) $f(x)=x^n$ （n は自然数）　　(2) $f(x)=\sin x$　　(3) $f(x)=e^x$　　(4) $f(x)=\sqrt{x}$　　$(x>0)$

(5) $f(x)=\tan^{-1}x$

〈解答〉　(1) 定義 3.2 に $f(x)=x^n$ を当てはめると，

$$f'(x)=\lim_{h\to 0}\frac{f(x+h)-f(x)}{h}=\lim_{h\to 0}\frac{(x+h)^n-x^n}{h}$$

$$=\lim_{h\to 0}\frac{(x+h-x)\{(x+h)^{n-1}+(x+h)^{n-2}x^1+(x+h)^{n-3}x^2+\cdots+(x+h)^1x^{n-2}+x^{n-1}\}}{h}$$

$$=\lim_{h\to 0}\{\underbrace{(x+h)^{n-1}+(x+h)^{n-2}x^1+(x+h)^{n-3}x^2+\cdots+(x+h)^1x^{n-2}+x^{n-1}}_{n項の和}\}$$

$$=\{\underbrace{(x)^{n-1}+(x)^{n-2}x^1+(x)^{n-3}x^2+\cdots+(x)^1x^{n-2}+x^{n-1}}_{n項の和}\}=nx^{n-1}$$

注3) ここで，次の因数分解公式を用いた．

$$a^n-b^n=(a-b)(\underbrace{a^{n-1}+a^{n-2}b^1+a^{n-2}b^2+\cdots+a^2b^{n-3}+a^1b^{n-2}+b^{n-1}}_{n項の和})\quad（n は自然数）$$

この公式は，お馴染みの因数分解公式 $a^2-b^2=(a-b)(a+b)$，$a^3-b^3=(a-b)(a^2+a^1b^1+b^2)$ を拡張したものである．

(2) 定義 3.2 に $f(x)=\sin x$ を当てはめると，

$$f'(x)=\lim_{h\to 0}\frac{f(x+h)-f(x)}{h}=\lim_{h\to 0}\frac{\sin(x+h)-\sin x}{h}$$

これは，第 2 章 例題 2.2 と同じ問題であるから本文の解答を参照せよ．三角関数の加法定理と極限計算によって，次の結果を得た．

$$f'(x)=\lim_{h\to 0}\frac{\sin(x+h)-\sin x}{h}=\cos x$$

(3) 定義 3.2 に $f(x)=e^x$ を当てはめると，

$$f'(x)=\lim_{h\to 0}\frac{f(x+h)-f(x)}{h}=\lim_{h\to 0}\frac{e^{x+h}-e^x}{h}$$

これは，第 1 章 例題 1.6 と同じ問題であるから本文の解答を参照せよ．指数の計算法則と極限計算によって，次の結果を得た．

$$f'(x) = \lim_{h \to 0} \frac{e^{x+h} - e^x}{h} = e^x$$

（4）定義 3.2 に $f(x) = \sqrt{x}$ を当てはめる．このままでは極限が分かりにくいので，分子の有理化を行う．

$$f'(x) = \lim_{h \to 0} \frac{f(x+h) - f(x)}{h} = \lim_{h \to 0} \frac{\sqrt{x+h} - \sqrt{x}}{h} = \lim_{h \to 0} \frac{\sqrt{x+h} - \sqrt{x}}{h} \cdot \frac{\sqrt{x+h} + \sqrt{x}}{\sqrt{x+h} + \sqrt{x}}$$

$$= \lim_{h \to 0} \frac{x+h-x}{h(\sqrt{x+h} + \sqrt{x})} = \lim_{h \to 0} \frac{1}{\sqrt{x+h} + \sqrt{x}} = \frac{1}{\sqrt{x} + \sqrt{x}} = \frac{1}{2\sqrt{x}}$$

注 4）（1）で得た公式に**形式的**に $n = \frac{1}{2}$ を代入すると，$(\sqrt{x})' = \left(x^{\frac{1}{2}}\right)' = \frac{1}{2}x^{\frac{1}{2}-1} = \frac{1}{2}x^{-\frac{1}{2}} = \frac{1}{2\sqrt{x}}$ となって定義 3.2 による計算結果と一致する．しかし，（1）の公式は因数分解によって導かれたものであるから，n は自然数でなければならない．それでは，本当は自然数でなければ成り立たないはずの公式に分数 $\frac{1}{2}$ を代入して結果が一致したということは，単なる偶然の一致だろうか？実は，α を任意の実数としたときにも $(x^\alpha)' = \alpha x^{\alpha-1}$ が成り立つことが分かっている．この公式は対数微分法という因数分解を用いない方法（3-3-3 項で説明する）で導くことができ，（1）の拡張となっている．

（5）定義 3.2 に $f(x) = \tan^{-1}(x)$ を当てはめると，

$$f'(x) = \lim_{h \to 0} \frac{f(x+h) - f(x)}{h} = \lim_{h \to 0} \frac{\tan^{-1}(x+h) - \tan^{-1}(x)}{h} \tag{3.3}$$

ここで，逆三角関数の値は角度であることに注意して，角度の差：$\tan^{-1}(x+h) - \tan^{-1}(x) = \theta$ とおくと，

$$\tan^{-1}(x+h) = \theta + \tan^{-1}(x) \quad \Leftrightarrow \quad x+h = \tan(\theta + \tan^{-1}(x)) \quad \Leftrightarrow \quad h = \tan(\theta + \tan^{-1}(x)) - x$$

注 5）h は十分小さいケースを考えているので $-\frac{\pi}{2} < \theta < \frac{\pi}{2}$ を満たすと考えてよい．

$\tan^{-1}(x+h)-\tan^{-1}x=\theta$ と置換する理由

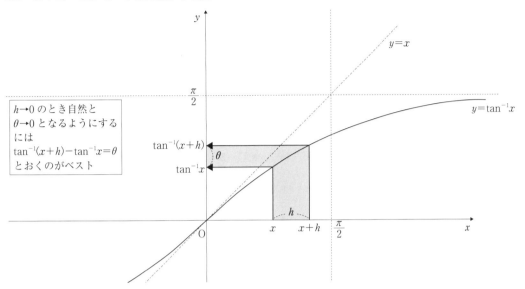

また，$h \to 0$ のとき $\theta \to 0$ となるので，(3.3)式は次のように書き換えることができる．

$$\lim_{h \to 0}\frac{\tan^{-1}(x+h)-\tan^{-1}(x)}{h}=\lim_{\theta \to 0}\frac{\theta}{\tan(\theta+\tan^{-1}(x))-x} \quad (3.4)$$

tan の加法定理によって，(3.4)式の分母は

$$\tan(\theta+\tan^{-1}(x))-x=\frac{\tan\theta+\tan(\tan^{-1}(x))}{1-\tan\theta\cdot\tan(\tan^{-1}(x))}-x=\frac{\tan\theta+x}{1-\tan\theta\cdot x}-x=\frac{(1+x^2)\tan\theta}{1-\tan\theta\cdot x}$$

注6) ここで，アミ掛け部分は $\tan(\tan^{-1}(x))=x$ という結果を用いた．これはなぜ成り立つのかというと，$\tan^{-1}(x)$ は tan の値が x となる角度のことだから，これを y とおくと，$\tan^{-1}(x)=y \Leftrightarrow x=\tan y\,(-\frac{\pi}{2}<y<\frac{\pi}{2})$ となる．これは結局 $x=\tan y=\tan(\tan^{-1}(x))$ を書き換えたに過ぎない．

したがって，

$$(3.4)=\lim_{\theta \to 0}\frac{\theta}{\frac{(1+x^2)\tan\theta}{1-\tan\theta\cdot x}}=\lim_{\theta \to 0}\frac{1}{1+x^2}\cdot\frac{1}{\frac{\tan\theta}{\theta}}\cdot(1-\tan\theta\cdot x)=\frac{1}{1+x^2}\cdot\frac{1}{1}\cdot(1-0\cdot x)=\frac{1}{1+x^2}$$

注7) 上の極限の計算では，直観的な考察の結果として述べた第2章2-2-4項の極限：$\lim_{x \to 0}\frac{\tan x}{x}=1$ を用いた．

【演習問題3.2】 次の関数を**定義に従って**微分せよ．

(1) $f(x)=\cos x$ (2) $f(x)=\log x \quad (x>0)$ (3) $f(x)=\dfrac{1}{x} \quad (x>0)$

(4) $f(x)=\sin^{-1}x \quad (-1<x<1)$

注 8）$\sin^{-1}x$, $\tan^{-1}x$ 等の逆三角関数の微分は，ここでは定義と三角関数の性質を用いて直接導いたが，逆三角関数や極限に慣れていない人にはかなり大変であろう．実は，**逆関数の微分法**を用いて計算すると計算はかなり楽になる．ただし，逆関数の微分法を理解すること自体ひと手間かかるので本書では省略することにした．高校の数IIIの教科書または一般的な微積分の教科書には解説してあるので，興味のある人は是非読んで欲しい．

3-2 基本関数の微分公式，和・差・積・商の微分公式

3-2-1 基本関数の微分公式

3-1 節の例題 3.2 と演習問題 3.2 では，定義 3.2 に基づいて基本的な関数の導関数を導きました．これらの結果を微分公式としてまとめておきましょう（定理 3.3）．

定理 3.3 基本関数の微分公式

$$\{x^n\}' = nx^{n-1} \ (n \text{ は自然数}), \quad \{\sin x\}' = \cos x, \quad \{\cos x\}' = -\sin x,$$

$$\{\tan x\}' = \frac{1}{\cos^2 x} \ \left(x \neq \frac{2n-1}{2}\pi, \ n \text{は整数}\right), \quad \{e^x\}' = e^x, \quad \{\log x\}' = \frac{1}{x} \quad (x>0),$$

$$\{\sin^{-1}x\}' = \frac{1}{\sqrt{1-x^2}} \quad (-1<x<1), \quad \{\tan^{-1}x\}' = \frac{1}{1+x^2}$$

さて，基本的な関数でさえ定義に従って微分計算をするのは面倒ですから，例えば $f(x)=x\sin x$ を微分する場合，$f(x)$ は基本的な関数 x と $\sin x$ の積からなる関数ですが

$$f'(x) = \lim_{h \to 0} \frac{f(x+h)-f(x)}{h} = \lim_{h \to 0} \frac{(x+h)\sin(x+h)-x\sin x}{h}$$

というもっと面倒な極限計算をしなければなりません．ところが，定理 3.3 に出てくる基本関数の四則演算（和・積・差・商）からつくられる関数を簡単に微分する公式があります．本節では，これらの公式をみていきます．

3-2-2 和・差・積・商の微分公式

関数 $f(x)$, $g(x)$ の導関数 $f'(x)$, $g'(x)$ が分かっている場合，$f(x)$, $g(x)$ の和・差・定数倍の形の関数の導関数を求めるのに便利な公式があります．例えば，高校の微積分で

$$(3x^2+4x-1)' = 3 \cdot (x^2)' + 4 \cdot (x)' - (1)' = 3 \cdot 2x + 4 \cdot 1 - 0 = 6x+4$$

というような計算をしましたが，これには次の微分公式を用いています．

第3章　微分の基礎概念　　*67*

定理 3.4　和・差・定数倍の微分公式

関数 $f(x)$, $g(x)$ の導関数を $f'(x)$, $g'(x)$ とし，a, b を定数とするとき，次が成り立つ.

$$\{af(x) \pm bg(x)\}' = af'(x) \pm bg'(x) \quad （複合同順）$$

さらに，冒頭で述べた $x\sin x$ という関数を微分するには，積の形の関数 $f(x)g(x)$ を微分する公式（積の微分公式）が必要となります．また，商の形の関数 $\dfrac{g(x)}{f(x)}$ を微分する公式（商の微分公式）を使えば，$\dfrac{\log x}{x}$ という形の関数も微分できるようになります.

定理 3.5　積の微分公式・商の微分公式

関数 $f(x)$, $g(x)$ の導関数が $f'(x)$, $g'(x)$ であるとき，次が成り立つ.

$$\{f(x)g(x)\}' = f'(x)g(x) + f(x)g'(x) \quad （積の微分公式）$$

$$\left\{\frac{g(x)}{f(x)}\right\}' = \frac{g'(x)f(x) - g(x)f'(x)}{\{f(x)\}^2} \quad (f(x) \neq 0) \quad （商の微分公式）$$

特に，$g(x)=1$ のとき，

$$\left\{\frac{1}{f(x)}\right\}' = -\frac{f'(x)}{\{f(x)\}^2} \quad (f(x) \neq 0) \quad （逆数の微分公式）$$

まずは，この公式の使い方を説明します．$f(x)=x$, $g(x)=\sin x$ とおくと，これらはともに微分できて，$f'(x)=1$, $g'(x)=\cos x$. これより，$f(x)g(x)=x\sin x$ を微分するには，定理 3.5 の上の公式に当てはめれば，

$$(x\sin x)' = \{f(x)g(x)\}' = f'(x)g(x) + f(x)g'(x) = 1 \cdot \sin x + x\cos x = \sin x + x\cos x$$

$$\left\{\frac{\sin x}{x}\right\}' = \left\{\frac{g(x)}{f(x)}\right\}' = \frac{g'(x)f(x) - g(x)f'(x)}{\{f(x)\}^2} = \frac{\cos x \cdot x - \sin x \cdot 1}{\{x\}^2} = \frac{x\cos x - \sin x}{x^2}$$

公式は使えなくては意味がないので，いくつか問題を解いて使い方を理解してから，その後で，なぜ定理 3.5 のような便利な公式が成り立つのかを考えることにしましょう.

【例題 3.3】　次の関数を微分せよ.

(1) xe^x　　(2) $\tan x$　$\left(x \neq \dfrac{2k-1}{2}\pi,\ k は整数\right)$　　(3) $x\log x - x$　$(x > 0)$

(4) $\dfrac{1}{\tan x}$　$(x \neq k\pi,\ k は整数)$

〈解答〉 (1) 定理 3.5（積の微分公式）より，

$$\{xe^x\}' = (x)' \cdot e^x + x \cdot (e^x)' = 1 \cdot e^x + x \cdot e^x = (1+x)e^x$$

(2) 定理 3.5（商の微分公式）より，

$$\{\tan x\}' = \left\{\frac{\sin x}{\cos x}\right\}' = \frac{(\sin x)' \cdot \cos x - \sin x \cdot (\cos x)'}{\{\cos x\}^2} = \frac{\cos x \cdot \cos x - \sin x \cdot (-\sin x)}{\cos^2 x}$$

$$= \frac{\cos^2 x + \sin^2 x}{\cos^2 x} = \frac{1}{\cos^2 x}$$

(3) はじめに定理 3.4，次に定理 3.5（積の微分公式）を用いて，

$$(x\log x - x)' = (x\log x)' - (x)' = (x)'\log x + x(\log x)' - 1 = 1 \cdot \log x + x \cdot \frac{1}{x} - 1 = \log x$$

注 9）この微分結果を逆にみると，次の積分公式が得られる．

$$\int \log x\, dx = x\log x - x + C \quad (C \text{ は積分定数})$$

対数関数は微分すると分数関数となるが，積分すると対数関数と 1 次関数が現れる．ここでは，(3) の微分結果を逆にみて $\log x$ を積分したが，第 5 章では部分積分という方法で直接 $\log x$ を積分する方法を学ぶ．

(4) $\dfrac{1}{\tan x} = \dfrac{\cos x}{\sin x}$ として，定理 3.5（商の微分公式）を用いてもできるが，ここでは（逆数の微分公式）を用いる．

$$\left\{\frac{1}{\tan x}\right\}' = -\frac{(\tan x)'}{(\tan x)^2} = -\frac{\dfrac{1}{\cos^2 x}}{\left(\dfrac{\sin x}{\cos x}\right)^2} = -\frac{1}{\cos^2 x} \cdot \left(\frac{\cos x}{\sin x}\right)^2 = -\frac{1}{\sin^2 x}$$

【演習問題 3.3】 次の関数を微分せよ．

(1) $\sin x\cos x$　　(2) $\dfrac{\log x}{x}$　$(x>0)$　　(3) $e^x(\sin x + \cos x)$　　(4) $\sin^{-1}x + \cos^{-1}x$

この節の最後に，定理 3.5 を導いておきましょう．いずれも定義 3.2 から出発しますが，計算のポイントは次の極限を適切に用いることです．

$$f'(x) = \lim_{h \to 0} \frac{f(x+h) - f(x)}{h}, \quad g'(x) = \lim_{h \to 0} \frac{g(x+h) - g(x)}{h}$$

まずは積の微分公式から導くことにします．分子に $-f(x+h)g(x) + f(x+h)g(x)$ という項を加えて同値変形すると，極限がみやすくなります．

$$\{f(x)g(x)\}' = \lim_{h \to 0} \frac{f(x+h)g(x+h) - f(x)g(x)}{h}$$

$$= \lim_{h \to 0} \frac{f(x+h)g(x+h) - f(x)g(x) - f(x+h)g(x) + f(x+h)g(x)}{h}$$

$$= \lim_{h \to 0} \frac{f(x+h)\{g(x+h) - g(x)\} + g(x)\{f(x+h) - f(x)\}}{h}$$

$$= \lim_{h \to 0} \left\{ f(x+h) \frac{g(x+h) - g(x)}{h} + g(x) \frac{f(x+h) - f(x)}{h} \right\} = f(x)g'(x) + g(x)f'(x) \quad \blacksquare$$

次に商の微分公式を導きます．分子を通分し，繁分数式を普通の分数式に直します．

$$\left\{ \frac{g(x)}{f(x)} \right\}' = \lim_{h \to 0} \frac{\dfrac{g(x+h)}{f(x+h)} - \dfrac{g(x)}{f(x)}}{h} = \lim_{h \to 0} \frac{g(x+h)f(x) - g(x)f(x+h)}{hf(x+h)f(x)} \tag{3.5}$$

分子に $-g(x)f(x) + g(x)f(x)$ という項を加えると，極限がみやすくなります．

$$(3.5) = \lim_{h \to 0} \frac{g(x+h)f(x) - g(x)f(x+h) - g(x)f(x) + g(x)f(x)}{hf(x+h)f(x)}$$

$$= \lim_{h \to 0} \frac{f(x)\{g(x+h) - g(x)\} - g(x)\{f(x+h) - f(x)\}}{hf(x+h)f(x)}$$

$$= \lim_{h \to 0} \left\{ \frac{1}{f(x+h)f(x)} \left(f(x) \frac{g(x+h) - g(x)}{h} - g(x) \frac{f(x+h) - f(x)}{h} \right) \right\}$$

$$= \frac{1}{f(x+0)f(x)} (f(x)g'(x) - g(x)f'(x)) = \frac{f(x)g'(x) - g(x)f'(x)}{\{f(x)\}^2} \quad \blacksquare$$

3-3 合成関数の微分公式

3-3-1 合成関数とは何か？

2つの関数 $f(x)$, $g(x)$ から新しい関数をつくり出す方法としては，和・差・積・商のほかに合成という方法があります．例えば，$f(x) = \sin x$, $g(x) = x^2$ としましょう．$f(x) + g(x) = \sin x + x^2$, $\dfrac{g(x)}{f(x)} = \dfrac{x^2}{\sin x}$（ただし $\sin x \neq 0$ すなわち整数 k に対して $x \neq k\pi$ となる x において定義される）というように，2つの関数の和や商でつくられた関数は，$f(x)$ でも $g(x)$ でもない新しい関数となりますが，$f'(x)$, $g'(x)$ が分かっていれば定理3.4，定理3.5を用いてこれらの関数を微分することができましたね．さて，今度は関数 $f(x)$ の変数の部分に別の関数 $g(x)$ を入れ子にした関数 $f(g(x)) = \sin(x^2)$ を考えてみましょう．これも，$f(x)$ でも $g(x)$ でもない新たな関数となりますが，このように，ある関数の変数の部分に別の関数を入れ子にすることを関数の合成といいます．

$g(x)$ の値を y としたとき，この y が関数 $f(\cdot)$ の定義域に含まれるならば，関数 $f(g(x))$ を定義することができます．この関数 $f(g(x))$ を $f(x)$, $g(x)$ の**合成関数**といい，新しい関数ということですから記号で

$$f(g(x)) \text{ のことを } (f \circ g)(x)$$

と書きます．

合成関数のイメージ

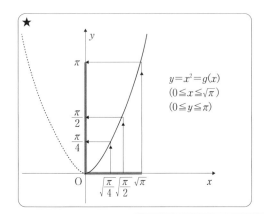
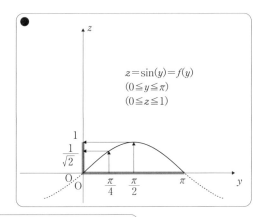
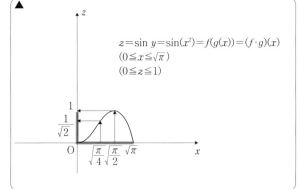
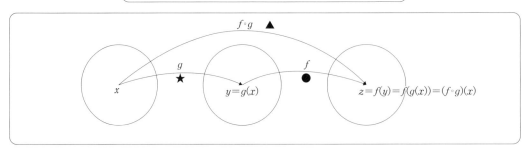

注意しなければいけないのは，合成の順番を変えると別の関数になるということです．例え

ば,

$$(g \circ f)(x) = g(f(x)) = (\sin x)^2 = \sin^2 x \neq \sin(x^2) = f(g(x)) = (f \circ g)(x)$$

ということが確かめられます. 一般に

$$f(g(x)) \neq g(f(x))$$

となります.

【例題 3.4】 関数 $f(x) = 2^x$, $g(x) = \sin x$ に対して, 合成関数 $f(g(x))$ と $g(f(x))$ を求めよ.

〈解答〉 関数 $f(x) = 2^x$ の定義域は全ての実数であるから, $f(g(x)) = 2^{g(x)} = 2^{\sin x}$ (x は全ての実数) が定義できる. また, $g(x) = \sin x$ の定義域は全ての実数であるから, $g(f(x)) = \sin f(x) = \sin(2^x)$ (x は全ての実数) が定義できる.

【演習問題 3.4】 関数 $f(x) = x^2$ ($-\infty < x < \infty$), $g(x) = \log_3 x$ ($x > 0$) に対して, 合成関数 $f(g(x))$ と $g(f(x))$ を求めよ.

3 つの関数の合成も同様に定義することができます.

【例題 3.5】 $f(x) = x^3$, $g(x) = \sin x$, $h(x) = x^2 + 1$ に対して, $f(g(h(x)))$ を答えよ. また, $h(g(f(x)))$ を答えよ.

〈解答〉 関数 $f(x)$, $g(x)$, $h(x)$ の定義域は全ての実数であるから, 合成関数 $f(g(h(x)))$, $h(g(f(x)))$ はいずれも定義できる. 合成の順番に注意すると,

$g(h(x)) = \sin h(x) = \sin(x^2 + 1)$ より, $f(g(h(x))) = f(\sin(x^2 + 1)) = \{\sin(x^2 + 1)\}^3 = \sin^3(x^2 + 1)$.

$g(f(x)) = \sin f(x) = \sin(x^3)$ より, $h(g(f(x))) = h(\sin(x^3)) = \{\sin(x^3)\}^2 + 1 = \sin^2(x^3) + 1$.

3-3-2 合成関数の微分法

(1) 合成関数の微分公式

合成関数を微分するには, **合成関数の微分公式**を用います. 例えば, 複雑にみえる x の関数 $y = \sin(x^2 + 1)$ は, 簡単な関数の合成関数になっています. $u = x^2 + 1 = g(x)$ とおくと $y = \sin u$ と

なり，これを $f(u)$ とおくと，$u=g(x)$ は x の 2 次関数，$y=f(u)$ は u の三角関数ですから，y は 2 次関数と三角関数の合成関数となっています．さらに，$g'(x)=\dfrac{du}{dx}=2x$，$f'(u)=\dfrac{dy}{du}=\cos u$ というようにいずれの関数も導関数が求められる（微分可能である）ことに注意して，以下の定理 3.6 の (3.6) 式をみてください．この定理は，関数 $y=f(u)=f(g(x))$ が微分可能な関数 g，f の合成関数となっているとき，$\dfrac{dy}{dx}$ は既知の導関数 $\dfrac{dy}{du}$，$\dfrac{du}{dx}$ の積で表すことができるということを主張しています．

定理 3.6　合成関数の微分公式

$u=g(x)$ が区間 I で x について微分可能であり，$y=f(u)$ が $u=g(x)$ の値域を含む区間で微分可能ならば，このとき，合成関数 $y=f(g(x))$ は区間 I で x について微分可能であって次が成り立つ．

$$\frac{dy}{dx}=\frac{dy}{du}\cdot\frac{du}{dx} \quad (3.6) \qquad \underset{\text{同値}}{\Longleftrightarrow} \qquad y'=\{f(g(x))\}'=f'(g(x))\cdot g'(x) \quad (3.7)$$

なぜ，この公式が成り立つのかを直観的に説明しましょう．合成関数 $y=f(u)=f(g(x))$ というのは，y が u の関数，u は x の関数になっているということです．例えば，量 y が u の 5 倍の速さで増加し $\left(\dfrac{dy}{du}=5\right)$，量 u が x の 2 倍の速さで増加している $\left(\dfrac{du}{dx}=2\right)$ とき，量 y は x の 5×2 倍の速さで増加する $\left(\dfrac{dy}{dx}=5\times2=10\right)$ ことになりますね．このことを一般的に書くと，$\dfrac{dy}{dx}=\dfrac{dy}{du}\cdot\dfrac{du}{dx}$，すなわち定理 3.6 の主張 (3.6) 式となります．次に (3.6) 式と (3.7) 式が同値である理由を説明しましょう．

$$\frac{dy}{dx}=y'=\{f(g(x))\}', \quad \frac{du}{dx}=u'=\{g(x)\}'=g'(x)$$

はそれぞれ $f(g(x))$，$g(x)$ を x の関数とみて x で微分するという意味ですが，

$$\frac{dy}{du}=f'(g(x))$$

は，$y=f(g(x))$ を $g(x)=u$ という塊を 1 つの変数と考えて u の関数 $y=f(u)$ とみていることに気をつけます．したがって，$\dfrac{dy}{du}$ は y を u で微分した関数（導関数）を意味するので

$$\frac{dy}{du}=f'(u)$$

このままですと u の関数にみえますが，$u=g(x)$ を代入して $f'(u)=f'(g(x))$ とし，x の式に直したものを代入すれば，

$$\frac{dy}{dx}=\frac{dy}{du}\times\frac{dy}{du} \qquad \Leftrightarrow \qquad \{f(g(x))\}'=f'(g(x))\times g'(x)$$

がいえるのです．

第 3 章　微分の基礎概念　　*73*

注 10) この公式は，次のように考えると覚えやすい．形式的に（本当は違う！）$\dfrac{dy}{dx}$，$\dfrac{dy}{du}$，$\dfrac{du}{dx}$ を分数と考えると，右辺を約分すると分母と分子にある du が相殺されて，$\dfrac{dy}{du} \times \dfrac{du}{dx} = \dfrac{dy}{dx}$（左辺）となる．

注 11) ポイントは，**$f'(g(x))$ という関数**は，関数 $f(\cdot)$ の導関数 $f'(\cdot)$ に $g(x)$ を代入した形の関数で，**$\{f(g(x))\}'$ とは別の関数**であるということである．例えば $f(x)=x^2$，$g(x)=\sin x$ とすると，$f'(x)=2x$ であるから $f'(x)$ に x の代わりに $g(x)$ を代入すれば，$f'(g(x))=2g(x)=2\sin x$ となる．一方，$\{f(g(x))\}'$ については，$g'(x)=\cos x$ より (3.7) 式に代入すれば，

$$\{f(g(x))\}' = f'(g(x)) \cdot g'(x) = 2\sin x \cdot \cos x \underset{\substack{倍角公式\\より}}{=} \sin 2x$$

当然のことであるが $\{f(g(x))\}' \neq f'(g(x))$ である．

(2) 具体的な計算練習

問題を解くことによって，定理 3.6 合成関数の微分公式を身につけましょう．

【例題 3.6】　合成関数の微分公式を用いて次の関数を微分せよ．

(1) $y=(x^2+1)^3$　　(2) $y=(3x+2)^8$　　(3) $y=\tan^{-1}(2x-1)$

(4) $y=\log(\cos x)$　$\left(-\dfrac{\pi}{2} < x < \dfrac{\pi}{2}\right)$

〈解答〉　(1) $x^2+1=u$ とおくと，$y=(x^2+1)^3=u^3$ であるから，

$$\frac{dy}{du}=(u^3)'=3u^2, \quad \frac{du}{dx}=(x^2+1)'=2x$$

1 つ目の式 $y=(x^2+1)^3$ は本来は x の関数だが，$y=u^3$ という u の 3 次関数とみていることに気をつけよ．求めたいのは $\dfrac{dy}{dx}=y'=\{(x^2+1)^3\}'$ であるから，定理 3.6 より，

$$\frac{dy}{dx}=\underset{\substack{u と x が混在}}{\frac{dy}{du} \cdot \frac{du}{dx}}=\underset{\substack{x のみの式に直す}}{3u^2 \cdot 2x = 3(x^2+1)^2 \cdot 2x}=6x(x^2+1)^2$$

(2) $3x+2=u$ とおくと，$y=(3x+2)^8=u^8$ であるから，

$$\frac{dy}{du}=(u^8)'=8u^7, \quad \frac{du}{dx}=(3x+2)'=3$$

定理 3.6 より，

$$\frac{dy}{dx}=\frac{dy}{du} \cdot \frac{du}{dx}=8u^7 \cdot 3=8(3x+2)^7 \cdot 3=24(3x+2)^7$$

(3) $2x-1=u$ とおくと，$y=\tan^{-1}(2x-1)=\tan^{-1}u$ であるから，

$$\frac{dy}{du}=(\tan^{-1}u)'=\frac{1}{1+u^2}, \quad \frac{du}{dx}=(2x-1)'=2$$

定理 3.6 より，

$$\frac{dy}{dx}=\frac{dy}{du}\cdot\frac{du}{dx}=\frac{1}{1+u^2}\cdot 2=\frac{1}{1+(2x-1)^2}\cdot 2=\frac{2}{1+(2x-1)^2}$$

(4) $\cos x = u$ とおくと，$y=\log(\cos x)=\log u$ $(0<u<1)$ であるから，

$$\frac{dy}{du}=(\log u)'=\frac{1}{u}, \quad \frac{du}{dx}=(\cos x)'=-\sin x$$

定理 3.6 より，

$$\frac{dy}{dx}=\frac{dy}{du}\cdot\frac{du}{dx}=\frac{1}{u}\cdot(-\sin x)=\frac{1}{\cos x}\cdot(-\sin x)=-\tan x$$

【演習問題 3.5】 合成関数の微分公式を用いて次の関数を微分せよ．ただし a は正の定数とする．

(1) $y=\sin^{-1}\dfrac{x}{a}$ $(|x|\le a)$　(2) $y=e^{x^2}$　(3) $y=(\log x)^3$ $(x>0)$　(4) $y=\log(x^2+1)$
(5) $y=\cos(\sin^{-1}x)$ $(-1\le x\le 1)$

　無味乾燥な計算が続いたので，ここで薬学に関係する問題を扱うことにしましょう．

【例題 3.7】 ある薬物の時刻 t における血中濃度 $C(t)$ が，初期の血中濃度を C_0，k を正の定数とするとき，次の関数で表されているとする（例題 3.1 参照）．

$$C(t)=C_0 e^{-kt} \qquad (t>0)$$

このとき，薬物 A の濃度の時間に対する変化率 $\dfrac{d}{dt}C(t)=C'(t)$ は $C(t)$ に正比例することを示せ．

〈解答〉 $C(t)$ を t について微分すると，

$$C'(t)=\{C_0 e^{-kt}\}'=C_0\cdot\underbrace{\{e^{-kt}\}'}_{\substack{\text{合成関数}}}=C_0\underbrace{e^{-kt}\cdot(-kt)'}_{\substack{\text{定理3.6を用いる}\\ \text{（合成関数微分公式）}}}=-kC_0 e^{-kt}=-kC(t)$$

これより，$C'(t)=-kC(t)$ となるので，$C'(t)$ は $C(t)$ に正比例し，比例定数は $-k$ である．

注 12）ここで得た，$C'(t)=-kC(t)$ というような，関数 $C(t)$，$C'(t)$ を含む等式を**微分方程式**といい，この等式を満たす関数 $C(t)=C_0 e^{-kt}$ をこの微分方程式の**解**という．微分方程式は，薬学においては重要な数学の応用の 1 つであるということは何度か述べているが，微分方程式については本書で系統的に学ぶことはできない．ただし，第 6 章で入門的な内容を扱う．

【演習問題 3.6】 ある薬物の時刻 t における血中濃度 $C(t)$ が，初期の血中濃度を C_0，k を正の定数とするとき，次の関数で表されているとする．

$$\frac{1}{C(t)} = kt + \frac{1}{C_0} \qquad (t > 0)$$

このとき，薬物 A の濃度の時間に対する変化率 $\frac{d}{dt}C(t) = C'(t)$ は $C(t)$ の 2 乗に正比例することを示せ．

(3) 定理 3.6 の証明の概略

この項の最後に，定理 3.6 の証明の概略をみることにしましょう．関数を微分するには，定義 3.2 から出発します．

$$\{f(g(x))\}' = \lim_{h \to 0} \frac{f(g(x+h)) - f(g(x))}{h} \tag{3.8}$$

ここで，f，g は微分可能ですから，次の極限が存在します．

$$f'(x) = \lim_{h \to 0} \frac{f(x+h) - f(x)}{h}, \quad g'(x) = \lim_{h \to 0} \frac{g(x+h) - g(x)}{h}$$

(3.8) 式において $h \to 0$ としたときの次の関数の極限が $f'(g(x)) \cdot g'(x)$ となることを示せばよいのです（ただし $g(x+h) - g(x) \neq 0$，すなわち $g(x)$ は定数関数ではないとします）．

$$\frac{f(g(x+h)) - f(g(x))}{h} = \frac{f(g(x+h)) - f(g(x))}{h} \cdot \frac{g(x+h) - g(x)}{g(x+h) - g(x)}$$

$$= \underbrace{\frac{f(g(x+h)) - f(g(x))}{g(x+h) - g(x)}}_{\text{(前の項)}} \cdot \underbrace{\frac{g(x+h) - g(x)}{h}}_{\text{(後ろの項)}}$$

（後ろの項）については，$h \to 0$ とすると明らかに

$$\lim_{h \to 0} \frac{g(x+h) - g(x)}{h} = g'(x)$$

（前の項）については，$g(x+h) - g(x) = k$ とおくと極限がみえやすくなります．このようにすると $g(x+h) = g(x) + k$ となり，$h \to 0$ のとき $k \to 0$ となるので，

$$\lim_{h \to 0} \frac{f(g(x+h)) - f(g(x))}{g(x+h) - g(x)} = \lim_{k \to 0} \underbrace{\frac{f(g(x) + k) - f(g(x))}{k}}_{\text{変数は } k \text{ であり，} g(x) \text{ は定数}} = f'(g(x)) \tag{3.9}$$

注 13) a は k に無関係な定数とするとき，微分係数の定義によれば

$$\lim_{k \to 0} \frac{f(a+k) - f(a)}{k} = f'(a)$$

であった．この式において $a = g(x)$ としてやれば (3.9) 式の 2 番目の式が出る．

したがって,

$$(3.8) = \lim_{h \to 0} \frac{f(g(x+h)) - f(g(x))}{g(x+h) - g(x)} \cdot \frac{g(x+h) - g(x)}{h} = f'(g(x)) \cdot g'(x)$$

よって,合成関数の微分公式が導かれました.

3-3-3 対数微分法

ところで,$f(x) = x^x$（$x > 0$）を微分するにはどうしたらよいのでしょうか.ある学生は次のように答えました.

$$f'(x) = x \cdot x^{x-1} = x^1 \cdot x^{x-1} = x^{1+x-1} = x^x$$

…が,これは完全な**間違い**です！何がいけないのでしょうか？実は,このタイプの関数 $f(x) = x^x$ は,

$$f(x) = g(x)^{h(x)} \qquad (g(x) > 0)$$

という形をした関数の1例で,べき関数 x^α や指数関数 e^x とは別の種類の関数です.試しに,この関数を微分するために,正攻法で導関数の定義から出発しても,

$$f'(x) = \lim_{h \to 0} \frac{(x+h)^{x+h} - x^x}{h}$$

という複雑な形になってしまい,この先どのように変形してよいか見当がつきません.

このような関数を微分するには,両辺の対数を取ってから微分する**対数微分法**という方法が有効です.はじめに必要な公式について説明しましょう.

定理3.3より,次の微分公式が成り立ちましたね.

$$(\log x)' = \frac{1}{x} \qquad (x > 0)$$

この公式と合成関数の微分法を用いると次の公式が成り立つことが示せます.

定理 3.7

$$(\log f(x))' = \frac{f'(x)}{f(x)} \qquad (f(x) > 0)$$

〈**定理 3.7 の証明**〉 $y = \log f(x)$,$u = f(x)$ とすると,$y = \log u$ であるから,$\dfrac{dy}{du} = \dfrac{1}{u}$,$\dfrac{du}{dx} = f'(x)$.合成関数の微分公式より,

$$(\log f(x))' = \frac{dy}{dx} = \frac{dy}{du} \times \frac{du}{dx} = \frac{1}{u} \times f'(x) = \frac{f'(x)}{f(x)}$$

第 3 章　微分の基礎概念　**77**

　この公式を用いて，$f(x)=x^x$　$(x>0)$ を微分するには次の手順を踏みます．

STEP 1 　$f(x)=x^x$ の**両辺の対数を取る**と，

$$\log f(x)=\log x^x=x\log x$$

STEP 2 　**両辺微分**して，定理 3.7 を用いると，

$$(\log f(x))'=(x\log x)'$$

$$\Leftrightarrow\quad\frac{f'(x)}{f(x)}=(x)'\log x+x(\log x)'=\log x+x\cdot\frac{1}{x}=\log x+1$$

STEP 3 　求めたいのは $f'(x)$ であるから，**両辺に $f(x)=x^x$ をかける**と，

$$f'(x)=(\log x+1)\cdot f(x)=(\log x+1)x^x$$

　このように，両辺の対数を取って微分し，定理 3.7 を適用することによって $f(x)$ の導関数を求める方法を**対数微分法**といいます．いくつか問題を解いてみましょう．

【例題 3.8】　次の関数を微分せよ．α は実数定数とし，a は正の定数とする．

　(1) $f(x)=x^{\alpha}$　$(x>0)$　　　(2) $f(x)=(\tan x)^x$　$(\tan x>0)$　　　(3) $f(x)=\sqrt{a^2-x^2}$　$(|x|\le a)$

〈解答〉　(1) 両辺の対数を取ると，

$$\log f(x)=\log x^{\alpha}=\alpha\log x$$

両辺微分して左辺に定理 3.7 を用いると，

$$(\log f(x))'=(\alpha\log x)'\qquad\Leftrightarrow\qquad\frac{f'(x)}{f(x)}=\alpha\cdot\frac{1}{x}$$

右の式の両辺に $f(x)$ をかけて

$$f'(x)=\alpha\cdot\frac{1}{x}\cdot f(x)=\alpha\cdot\frac{1}{x}\cdot x^{\alpha}=\alpha x^{\alpha-1}$$

ここで得た結果は，微分公式として追加しておきます．

定理 3.8

$$(x^{\alpha})'=\alpha x^{\alpha-1}\qquad(x>0,\ \alpha\ は実数定数)$$

注 14）似たような公式として，例題 3.2（1）で導き，定理 3.3 で公式としてまとめた

$$(x^n)'=nx^{n-1}\ （n\ は自然数）$$

があるが，注 4) で述べたように，定理 3.8 は因数分解ではなく対数微分法によって導かれたものである．結局，定理 3.8 の α には実数であれば何を入れてもよいので，$\alpha = \frac{1}{2}$ を代入すれば

$$(\sqrt{x})' = \left(x^{\frac{1}{2}}\right)' = \frac{1}{2}x^{\frac{1}{2}-1} = \frac{1}{2}x^{-\frac{1}{2}} = \frac{1}{2\sqrt{x}}$$

$\alpha = -3$ を代入すれば，

$$\left(\frac{1}{x^3}\right)' = (x^{-3})' = -3x^{-3-1} = -3x^{-4} = \frac{-3}{x^4}$$

もちろん $\alpha = 5$（自然数）を代入してもよいが，これは定理 3.3 にほかならない．

(2) 両辺の対数を取ると，

$$\log f(x) = \log(\tan x)^x = x\log(\tan x)$$

両辺微分して左辺，右辺に定理 3.7 を用いると，

$$(\log f(x))' = (x\log(\tan x))'$$

$$\Leftrightarrow \quad \frac{f'(x)}{f(x)} = (x)'\log(\tan x) + x\{\log(\tan x)\}' = \log(\tan x) + x \cdot \frac{(\tan x)'}{\tan x}$$

$$\therefore \frac{f'(x)}{f(x)} = \log(\tan x) + x \cdot \frac{\dfrac{1}{\cos^2 x}}{\tan x} = \log(\tan x) + \frac{x}{\sin x \cos x}$$

両辺に $f(x)$ をかけて

$$f'(x) = \left(\log(\tan x) + \frac{x}{\sin x \cos x}\right) \cdot f(x) = \left(\log(\tan x) + \frac{x}{\sin x \cos x}\right) \cdot (\tan x)^x \qquad ∎$$

(3) $f(x) = \sqrt{a^2 - x^2}$ は合成関数である．$y = \sqrt{a^2 - x^2}$，$u = a^2 - x^2$ とおくと，定理 3.8 より，$y = \sqrt{a^2 - x^2} = \sqrt{u} = u^{\frac{1}{2}}$ であるから，合成関数の微分公式より

$$\frac{dy}{du} = \left(u^{\frac{1}{2}}\right)' = \frac{1}{2\sqrt{u}}, \quad \frac{du}{dx} = (a^2 - x^2)' = -2x \quad \therefore (y)' = \frac{dy}{dx} = \frac{dy}{du} \cdot \frac{du}{dx} = \frac{1}{2\sqrt{u}} \cdot (-2x)$$

$$= -\frac{x}{\sqrt{a^2 - x^2}} \qquad ∎$$

定理 3.7 はもう少し拡張できます．

系 3.9

$$(\log|f(x)|)' = \frac{f'(x)}{f(x)} \qquad (f(x) \neq 0)$$

これは，定理 3.3 の対数関数の微分公式：$(\log x)' = \dfrac{1}{x}$ $(x > 0)$ を少し拡張した次の補題から導けます．

補題 3.10

$$(\log|x|)' = \frac{1}{x} \qquad (x \neq 0)$$

注 15) この 2 つの公式を導いておく. まずは補題 3.10 であるが, 絶対値は, $|x| = \begin{cases} -x, & x<0 \\ x, & x>0 \end{cases}$ と場合分けして外す. $x>0$ の場合の微分公式は成り立つことが分かっているので, $x<0$ のときのみ示す. 合成関数の微分法により ($-x=u$ とおくと $y=\log(-x)=\log u$, $\dfrac{dy}{dx}$ を求めればよい)

$$(\log|x|)' = (\log(-x))' = \frac{1}{-x} \cdot (-1) = \frac{1}{x} \qquad (x<0)$$

これより, x の符号に関わらず, $\log|x|$ の導関数は $\dfrac{1}{x}$ となることが分かる.

系 3.9 は, $y=\log|f(x)|$, $f(x)=u$ とおけば, $y=\log|u|$, 補題 3.10 と合成関数の微分公式を合わせて

$$\frac{dy}{dx} = \frac{dy}{du} \cdot \frac{du}{dx} = \frac{1}{u} \cdot f'(x) = \frac{f'(x)}{f(x)}$$

【例題 3.9】 $f(x) = \sqrt[3]{(x+1)(x-2)^2}$ を対数微分法によって微分せよ.

〈解答〉 両辺の絶対値を取ると,

$$|f(x)| = \left| \sqrt[3]{(x+1)(x-2)^2} \right| = \sqrt[3]{\left|(x+1)(x-2)^2\right|} = \sqrt[3]{|x+1|\,|x-2|^2}$$

両辺の自然対数を取ると,

$$\log|f(x)| = \log\sqrt[3]{|x+1|\,|x-2|^2} = \frac{1}{3}\log|x+1||x-2|^2 = \frac{1}{3}\left(\log|x+1| + 2\log|x-2|\right)$$

さらに, 両辺を微分すると, 系 3.9 より,

$$\{\log|f(x)|\}' = \left\{\frac{1}{3}\left(\log|x+1| + 2\log|x-2|\right)\right\}' = \frac{1}{3}\left\{(\log|x+1|)' + 2(\log|x-2|)'\right\}$$

$$\therefore \frac{f'(x)}{f(x)} = \frac{1}{3}\left\{\frac{1}{x+1} + \frac{2}{x-2}\right\} = \frac{x}{(x+1)(x-2)}$$

両辺に $f(x) = \sqrt[3]{(x+1)(x-2)^2}$ をかけて

$$f'(x) = \frac{x}{(x+1)(x-2)} \cdot f(x) = \frac{x}{(x+1)(x-2)} \cdot \sqrt[3]{(x+1)(x-2)^2} = \frac{x}{\sqrt[3]{(x+1)^2(x-2)}}$$

微分公式を逆にみると積分公式が導かれます. 系 3.9 と補題 3.10 を逆にみた次の積分公式は, 第 5 章以降で頻繁に登場する重要な公式です (C は積分定数).

$$\int \frac{1}{x}dx = \log|x| + C \qquad (\text{補題 3.10 より})$$

$$\int \frac{f'(x)}{f(x)}dx = \log|f(x)| + C \qquad (\text{系 3.9 より})$$

この章の最後に，積分に繋がる問題をやっておきましょう．

【例題 3.10】 次の問いに答えよ．ただし a は正の定数とする．

(1) 関数 $F(x) = \dfrac{1}{2}\left(x\sqrt{a^2-x^2} + a^2\sin^{-1}\dfrac{x}{a}\right)$ （$|x| \le a$）の導関数を求めよ．

(2) (1) の結果を用いて，関数 $f(x) = \sqrt{a^2-x^2}$ （$|x| \le a$）の不定積分を求めよ．

〈解答〉 (1) まず，定理 3.4 を用いると

$$F'(x) = \left\{\frac{1}{2}\left(x\sqrt{a^2-x^2} + a^2\sin^{-1}\frac{x}{a}\right)\right\}' = \frac{1}{2}\underbrace{\left(x\sqrt{a^2-x^2}\right)'}_{1\text{項目}} + \frac{a^2}{2}\underbrace{\left(\sin^{-1}\frac{x}{a}\right)'}_{2\text{項目}}$$

1 項目の微分計算は，まず定理 3.5（積の微分公式）を用いると，合成関数の微分（次の式でアミ掛け部分）が現れる．この部分に例題 3.8 (3) の結果を適用すると，

$$\left(x\sqrt{a^2-x^2}\right)' = 1\cdot\sqrt{a^2-x^2} + x\cdot\boxed{\left(\sqrt{a^2-x^2}\right)'} = \sqrt{a^2-x^2} + x\cdot\boxed{\left(-\frac{x}{\sqrt{a^2-x^2}}\right)} = \sqrt{a^2-x^2} - \frac{x^2}{\sqrt{a^2-x^2}}$$

2 項目の微分計算は演習問題 3.5 (1) の結果：

$$\left(\sin^{-1}\frac{x}{a}\right)' = \frac{1}{\sqrt{a^2-x^2}}$$

を用いて，

$$F'(x) = \frac{1}{2}\left(\sqrt{a^2-x^2} - \frac{x^2}{\sqrt{a^2-x^2}}\right) + \frac{a^2}{2}\cdot\frac{1}{\sqrt{a^2-x^2}} = \frac{1}{2}\cdot\frac{(a^2-x^2)-x^2+a^2}{\sqrt{a^2-x^2}} = \frac{a^2-x^2}{\sqrt{a^2-x^2}} = \sqrt{a^2-x^2}$$

(2) 不定積分の定義により，積分定数を C とすれば，

$$F'(x) = \sqrt{a^2-x^2} \quad \underset{\text{同値}}{\Longleftrightarrow} \quad \int\sqrt{a^2-x^2}\,dx = F(x) + C$$

したがって，

$$\int\sqrt{a^2-x^2}\,dx = \frac{1}{2}\left(x\sqrt{a^2-x^2} + a^2\sin^{-1}\frac{x}{a}\right) + C$$

【演習問題 3.7】 次の問いに答えよ．

(1) 関数 $F(x) = \dfrac{1}{a}\tan^{-1}\dfrac{x}{a}$ の導関数を求めよ．この結果を用いて，関数 $f(x) = \dfrac{1}{x^2+a^2}$ の不定積分を求めよ．

(2) 演習問題 3.5 (1) の結果：$\left(\sin^{-1}\dfrac{x}{a}\right)' = \dfrac{1}{\sqrt{a^2-x^2}}$ を用いて，関数 $f(x) = \dfrac{1}{\sqrt{a^2-x^2}}$ の不定積分を求めよ．

第4章

微分法の応用

　三角関数は角 x に関する幾何学的な考察から生まれたもので，x に $\pm \times \div$ を施してもつくり出せない関数です．下の ① ～ ③ 式は，x に有限回四則演算を行ってもつくり出せない三角関数，指数関数を，無限に続く整関数（x^n の定数倍の和の形をした関数）で表すことができるということを主張する驚くべきものです．これが本章のテーマである関数のマクローリン展開です．整然として美しい式だと思いませんか？

$$\sin x = x - \frac{1}{3!}x^3 + \frac{1}{5!}x^5 - \frac{1}{7!}x^7 + \frac{1}{9!}x^9 + \cdots \qquad ①$$

$$\cos x = 1 - \frac{1}{2!}x^2 + \frac{1}{4!}x^4 - \frac{1}{6!}x^6 + \frac{1}{8!}x^8 + \cdots \qquad ②$$

$$e^x = 1 + x + \frac{1}{2!}x^2 + \frac{1}{3!}x^3 + \frac{1}{4!}x^4 + \cdots \qquad ③$$

　まずは，この主張の理論的な面をざっくりとみてみましょう．① 式の両辺を x で割ってみます．

$$\frac{\sin x}{x} = 1 - \frac{1}{3!}x^2 + \frac{1}{5!}x^4 - \frac{1}{7!}x^6 + \frac{1}{9!}x^8 + \cdots$$

ここで x を限りなく 0 に近づけると，右辺は 1 のみ残ってほかの項は全て 0 に収束し，重要な公式：

$$\lim_{x \to 0} \frac{\sin x}{x} = 1$$

が出てきます．一方，① 式の両辺を x で微分すれば，次の計算によって，また基本的な微分公式 $(\sin x)' = \cos x$ が導かれます．

$$(\sin x)' = 1 - \frac{1}{3!} \cdot 3x^2 + \frac{1}{5!} \cdot 5x^4 - \frac{1}{7!} \cdot 7x^6 + \cdots = \underbrace{1 - \frac{1}{2!}x^2 + \frac{1}{4!}x^4 - \frac{1}{6!}x^6 + \cdots}_{② 式より \cos x に等しい} = \cos x$$

実用的な面として，近似計算への応用があります．③ 式において $x=\dfrac{1}{2}$ を代入すると，

$$e^{\frac{1}{2}}=1+\frac{1}{2}+\frac{1}{2!}\left(\frac{1}{2}\right)^2+\frac{1}{3!}\left(\frac{1}{2}\right)^3+\frac{1}{4!}\left(\frac{1}{2}\right)^4+\cdots=\underline{1+0.5+0.125+0.0208\dot{3}+0.002604}+\cdots\fallingdotseq1.6484$$

初めの5項を計算すると，1.648434

これより $e^{\frac{1}{2}}=\sqrt{e}\fallingdotseq1.6484$ と手計算で概算できます（関数電卓で計算すると 1.648721…）．

マクローリン展開は，理系の大学生の教養としては不可欠なもので，あらゆる場面で使われる数学の道具ですが，理解するためには，これまで学んだ関数の極限，基本的な微分計算のほかに，「級数」，「高階導関数」に関する基礎知識が必要です．本章では，マクローリン展開を理解することを最終的な目標にして，級数や高階導関数についても，薬学においての応用例（意外なことに，数列は薬学においても使われるのです！）を取り入れながら学びます．

4-1 級数の薬学への応用とべき級数

4-1-1 薬学における数列の和，級数の応用例

治療のために，薬物を何回か投与することがあります．薬物を一定量・一定間隔で投与していくと血中薬物濃度は増加しますが，同時に，吸収・代謝・排泄等で消失するため減少も起こり，ある一定の値で落ち着く（**定常状態**）ことが観察されます．実は，こういった問題に用いる数学の道具が本節で扱う**数列の和**や**級数**なのです！

本書で何回か登場しましたが，ある薬物を静脈注射によって投与したときの時刻 t における体内血中濃度 $C(t)$ は，投与直後の血中濃度を C_0，正の定数を k としたとき，次の関数で表されます．

$$C(t)=C_0e^{-kt}\quad(t>0)$$

この薬物を一定間隔 τ ごとに同じ量を繰り返し投与すると，2回目の投与直後の血中薬物濃度は，1回目に投与した薬物量 $C_0e^{-k\tau}$ がまだ体内に残っているので，その和：

$$C_0+C_0e^{-k\tau}=C_0(1+e^{-k\tau})$$

となります．同様に3回目の投与直後の血中薬物濃度は，体内に残っている1回目，2回目に投与した薬物量 $C_0e^{-2k\tau}$，$C_0e^{-k\tau}$ との和を考えれば，次のようになります．

$$C_0+C_0e^{-k\tau}+C_0e^{-2k\tau}=C_0(1+e^{-k\tau}+e^{-2k\tau})$$

3回目の投与直後の血中濃度変化

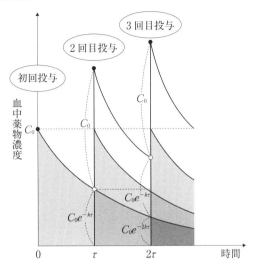

そうするとn回目の投与直後の血中薬物濃度は，次の形になることが分かります．

$$C_0 + C_0 e^{-k\tau} + C_0 e^{-2k\tau} + \cdots + C_0 e^{-(n-1)k\tau} = C_0(1 + e^{-k\tau} + e^{-2k\tau} + \cdots + e^{-(n-1)k\tau})$$

これは等比数列の和ですから，高校で学んだ公式を用いて簡潔に書くことができますね．

$$C_0 \cdot \frac{1 - e^{-nk\tau}}{1 - e^{-k\tau}} \tag{4.1}$$

さて，投薬回数nを非常に大きくしたときが定常状態と考えられます．定常状態になった後，さらに一定間隔τごとに同じ量を繰り返し投与すると，投薬直後に血中濃度は最大になってから直ちに減少し，投薬から時間τ経った次の投与時刻の直前に最小となります．そして，また投薬して血中濃度は最大に…というように，定常状態においては，投薬直後の最高血中濃度と投薬直前の最小血中濃度の間を行ったり来たりしながら同じ振幅で周期τの振動が続きます．したがって，定常状態における薬物の最高血中濃度（投薬直後の血中濃度）は，

$$\lim_{n \to \infty} C_0 \cdot \frac{1 - e^{-nk\tau}}{1 - e^{-k\tau}} \tag{4.2}$$

を計算すればよいことが分かります．この極限は一見複雑そうにみえますが，nのみを変化させながら大きくするということで，C_0, e, k, τは全てあらかじめ与えられている定数にすぎません．ですから，結局，極限に関係する部分は，(4.2)式の極限のアミ掛け部分だけです．

$$e^{-nk\tau} = (e^{-k\tau})^n = \left(\frac{1}{e^{k\tau}}\right)^n \tag{4.3}$$

$\frac{1}{e^{k\tau}} < 1$より，(4.3)式を$n \to \infty$としたときの極限は，1より小さな数$\frac{1}{e^{k\tau}}$を限りなく大きな回数掛け合わせた結果なので，掛け合わせれば掛け合わせるほど小さくなり0に収束することが分かります．したがって，(4.2)式の極限値（定常状態における薬物の最高血中濃度）は，

$$\lim_{n\to\infty} C_0 \cdot \frac{1-e^{-nk\tau}}{1-e^{-k\tau}} = C_0 \cdot \frac{1-0}{1-e^{-k\tau}} = \frac{C_0}{1-e^{-k\tau}} \tag{4.4}$$

となります.

繰り返し投与後の血中濃度曲線

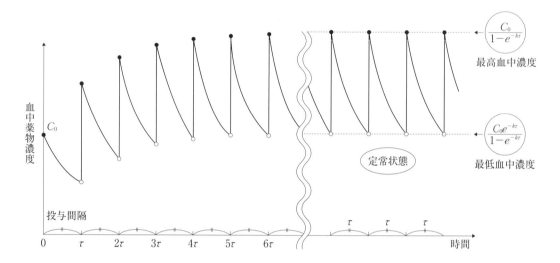

数列はマクローリン展開などの微積分の理論を学ぶのに必要であるばかりでなく,薬学においても必要な道具の1つであるということが分かっていただけたでしょうか.とはいえ,数列に苦手意識を持つ学生は多いので,まずは数列の復習から始めましょう.

この項の説明がよく分かった人は,4-1-2項は飛ばして 4-1-3 項に進んでかまいません.

4-1-2 数列と数列の和(復習)と級数

例えば,1, 3, 5, 7, …のように,**数列**とはある数から始めて順に数を並べたもので,数列の各々の数をその**項**といい,数列の項を初めから順に**第1項(初項)**,**第2項**,…,**第 n 項(一般項)** といいましたね.数列を一般的に表すには a_1, a_2, …, a_n, …のように書きます.有限個の項しか持たない数列を**有限数列**,限りなく続く項を持つ数列を**無限数列**といいます.

数列の n 個の和 $a_1+a_2+\cdots+a_n$ を Σ 記号を用いて次のように表しましたね.

$$a_1+a_2+\cdots+a_n = \sum_{k=1}^{n} a_k$$

これを S_n と書いて,n 項までの**部分和**といいます.部分和 S_n 自身が,(a_n とは違う)数列となっていることに注意しましょう.

注1)高校で学んだ数列の和の公式をいくつか復習しておく.部分和の公式には次のようなものがあった.

$$1+2+3+\cdots+n=\sum_{k=1}^{n}k=\frac{n(n+1)}{2} \tag{4.5-1}$$

$$1^2+2^2+3^2+\cdots+n^2=\sum_{k=1}^{n}k^2=\frac{n(n+1)(2n+1)}{6} \tag{4.5-2}$$

さらに，**等比数列の部分和の公式**は重要である．等比数列とは，初項 a から始めて，次々に 0 ではない r（**公比**）をかけてつくった数列 $a,\ ar,\ ar^2,\ \cdots$ のことで，このとき第 n 項は $a_n=ar^{n-1}$ と表される．等比数列の部分和 S_n は $r\neq 1$ のとき

$$S_n=a+ar+ar^2+\cdots+ar^{n-1}=\sum_{k=1}^{n}ar^{k-1}=a\cdot\frac{1-r^n}{1-r}\quad(r\neq 1) \tag{4.5-3}$$

さて，部分和 S_n に対して限りなく n（加える項の個数）を大きくすると，

$$\lim_{n\to\infty}S_n=\lim_{n\to\infty}\sum_{k=1}^{n}a_k=\sum_{k=1}^{\infty}a_k=a_1+a_2+\cdots+a_n+\cdots \tag{4.6}$$

と書くことができます．

定義 4.1

$$a_1+a_2+\cdots+a_n+\cdots=\sum_{k=1}^{\infty}a_k$$

の形の式を**級数**といい，次のように定義する．

$$\sum_{k=1}^{\infty}a_k=\lim_{n\to\infty}\sum_{k=1}^{n}a_k$$

a_n をこの**級数の第 n 項**という．級数の極限値が存在するとき，この極限値を**級数の和**と呼ぶ．

例えば，

$$1+\frac{1}{2}+\frac{1}{4}+\frac{1}{8}+\cdots+\underbrace{\frac{1}{2^{n-1}}}_{\substack{\text{第}\,n\,\text{項}\\ \text{初項}1\\ \text{公比}\frac{1}{2}\text{の等比数列}}}+\cdots=\lim_{n\to\infty}\sum_{k=1}^{n}\left(\frac{1}{2}\right)^{k-1}\underset{\text{和の公式}(4.5\text{-}3)}{=}\lim_{n\to\infty}\frac{1-\left(\frac{1}{2}\right)^n}{\underbrace{1-\frac{1}{2}}_{\left(\frac{1}{2}\right)^n\text{かぎりなく近づく}}}=\frac{1-0}{\frac{1}{2}}=2$$

より，級数 $1+\dfrac{1}{2}+\dfrac{1}{4}+\dfrac{1}{8}+\cdots+\underbrace{\dfrac{1}{2^{n-1}}}_{\text{第}\,n\,\text{項}}+\cdots$ の和は 2 です．また，

$$1+2+3+\cdots+\underbrace{n}_{\text{第}\,n\,\text{項}}+\cdots=\lim_{n\to\infty}\sum_{k=1}^{n}k\underset{\text{和の公式}(4.5\text{-}1)}{=}\lim_{n\to\infty}\underbrace{\frac{n(n+1)}{2}}_{\text{明らかに}\infty\text{に発散}}=\infty$$

のように，級数は発散する場合もあるので，**和は存在するとは限らない**ことに注意しましょう．

無限を扱うときは，曖昧なやり方をすると妙なことが起こるので注意が必要です．無限個の項

を加える形をしている級数については，定義 4.1 に従って，いったん部分和 S_n を求めてから極限 $\lim_{n\to\infty} S_n$ を考えることが大切です．無限の扱いを曖昧にするとおかしなことが起こるという例をみてみましょう．

【例題 4.1】 級数 $1-1+1-1+1-1+\cdots$ の和について，A くんと B さんは次のように考えた．

A くん　$1-1+1-1+1-1+\cdots=(1-1)+(1-1)+(1-1)+\cdots=0+0+0+\cdots=0$

B さん　$1-1+1-1+1-1+\cdots=1+(-1+1)+(-1+1)+\cdots=1+0+0+\cdots=1$

もし 2 人が正しいとすれば，$0=1$ という矛盾が起こるから，「どちらかが間違っている」か，または「2 人とも誤り」かいずれかである．どのように考えたらよいか．

〈解答〉　「2 人とも誤り」である．

この級数の第 n 項は $(-1)^{n-1}$ と書ける．すなわち，初項 1 公比 -1 の等比数列であるから，部分和の公式（4.5-3）より，

$$S_n=(-1)^0+(-1)^1+\cdots+(-1)^{n-1}=\sum_{k=1}^{n}(-1)^{k-1}=1\cdot\frac{1-(-1)^n}{1-(-1)}=\frac{1-(-1)^n}{2}$$

ここで，S_n を書き並べてみると，$1,\ 0,\ 1,\ 0,\ 1,\ 0,\ 1,\ \cdots$ という延々と 2 つの値 0 と 1 を繰り返す無限数列であるから，極限 $\lim_{n\to\infty} S_n$（級数の和）は存在しない．よって，2 人とも誤りである．■

【例題 4.2】 次の等比数列の級数（**等比級数**という）の和が存在すれば求めよ．

(1) $\displaystyle\sum_{k=1}^{\infty}\left(\frac{1}{3}\right)^k$　　　(2) $\displaystyle\sum_{k=1}^{\infty}\left(-\frac{1}{2}\right)^{k-1}$　　　(3) $\displaystyle\sum_{k=1}^{\infty}2^{k-1}$

〈解答〉　(1) 初項，公比ともに $\dfrac{1}{3}$ の等比級数であるから，等比数列の和の公式（4.5-3）より，

$$\sum_{k=1}^{\infty}\frac{1}{3}\cdot\left(\frac{1}{3}\right)^{k-1}=\lim_{n\to\infty}\sum_{k=1}^{n}\frac{1}{3}\cdot\left(\frac{1}{3}\right)^{k-1}=\lim_{n\to\infty}\frac{1}{3}\cdot\frac{1-\left(\frac{1}{3}\right)^n}{1-\frac{1}{3}}=\lim_{n\to\infty}\frac{1-\left(\frac{1}{3}\right)^n}{2}$$

ここで問題となるのは，$\left(\dfrac{1}{3}\right)^n$ の極限であるが，これは n を大きくしていくと，$\dfrac{1}{3},\ \dfrac{1}{9},\ \dfrac{1}{27},\ \dfrac{1}{81},\ \cdots\to 0$ となって 0 に収束することが分かるので，この級数の和は存在して

$$\sum_{k=1}^{\infty}\left(\frac{1}{3}\right)^k=\lim_{n\to\infty}\frac{1-\left(\frac{1}{3}\right)^n}{2}=\frac{1-0}{2}=\frac{1}{2}$$

■

例題 4.2 の解説

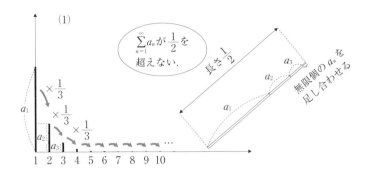

(2) 初項 1，公比 $-\dfrac{1}{2}$ の等比級数であるから，等比数列の和の公式（4.5-3）より，

$$\sum_{k=1}^{\infty}1\cdot\left(-\frac{1}{2}\right)^{k-1}=\lim_{n\to\infty}\sum_{k=1}^{n}1\cdot\left(-\frac{1}{2}\right)^{k-1}=\lim_{n\to\infty}1\cdot\frac{1-\left(-\frac{1}{2}\right)^{n}}{1-\left(-\frac{1}{2}\right)}=\lim_{n\to\infty}\frac{2}{3}\cdot\left\{1-\left(-\frac{1}{2}\right)^{n}\right\}$$

ここで問題となるのは，$\left(-\dfrac{1}{2}\right)^{n}$ の極限であるが，これは n を大きくしていくと，$-\dfrac{1}{2}$，$\dfrac{1}{4}$，$-\dfrac{1}{8}$，$\dfrac{1}{16}$，$-\dfrac{1}{32}$，$\dfrac{1}{64}$，$-\dfrac{1}{128}$ …→0 となって符号は交互に変化しながら 0 に収束することが分かるので，この級数の和は存在して

$$\sum_{k=1}^{\infty}1\cdot\left(-\frac{1}{2}\right)^{k-1}=\lim_{n\to\infty}\frac{2}{3}\cdot\left\{1-\left(-\frac{1}{2}\right)^{n}\right\}=\frac{2}{3}\cdot\{1-0\}=\frac{2}{3}$$

(3) 初項 1，公比 2 の等比級数であるから，等比数列の和の公式（4.5-3）より，

$$\sum_{k=1}^{\infty}1\cdot 2^{k-1}=\lim_{n\to\infty}\sum_{k=1}^{n}1\cdot 2^{k-1}=\lim_{n\to\infty}1\cdot\frac{1-2^{n}}{1-2}=\lim_{n\to\infty}(2^{n}-1)$$

ここで問題となるのは，2^{n} の極限であるが，これは n を大きくしていくと，2, 4, 8, 16, 32, 64, …と限りなく大きくなり ∞ に発散することは明らか．したがって，この級数の和は存在しない．

【演習問題 4.1】 次の級数の和が存在すれば，その値を求めよ．

(1) $\displaystyle\sum_{k=1}^{\infty}(-3)^{k}$ (2) $\displaystyle\sum_{k=1}^{\infty}\left(\frac{1}{e}\right)^{k-1}$ (3) $\displaystyle\sum_{n=1}^{\infty}2e^{-2n}$

4-1-3　薬物の繰り返し投与の問題

薬物の繰り返し投与の問題に，等比級数の収束の知識を応用してみましょう．

【例題 4.3】 ある薬物を静脈注射によって投与するとき，その血中消失半減期は 6 時間であるとする（体内の薬物量が投与した量の半分に減少する時間が 6 時間ということ）．投与直後の血中濃度が 1 μg/mL とし，投与間隔を 6 時間とするときの定常状態におけるこの薬物の最高血中濃度を求めよ．

〈解答〉 半減期ごとに繰り返し静脈注射によって薬物を投与したとき，血中薬物濃度を縦軸，時間を横軸にとってグラフにしたものは次のようになる．

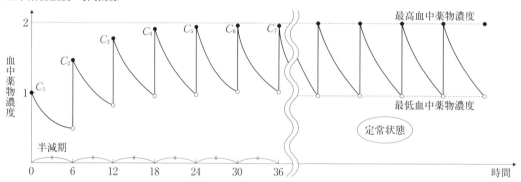

初回投与直後の血中薬物濃度は 1 (μg/mL)，

2 回目に投与した直後の血中薬物濃度は，$1+\dfrac{1}{2}$ (μg/mL)，

3 回目に投与した直後の血中薬物濃度は，$1+\dfrac{1}{2}+\left(\dfrac{1}{2}\right)^2$ (μg/mL)，…

n 回目に投与した直後の血中薬物濃度は，$1+\dfrac{1}{2}+\left(\dfrac{1}{2}\right)^2+\cdots+\left(\dfrac{1}{2}\right)^{n-1}$ (μg/mL)，

n 回目に投与した直後の血中薬物濃度 C_n とすると，初項 1，公比 $\dfrac{1}{2}$ の等比数列の n 項の和で表されるから，次のようになる．

$$C_n = 1 \cdot \dfrac{1-\left(\dfrac{1}{2}\right)^n}{1-\dfrac{1}{2}} = 2\left\{1-\left(\dfrac{1}{2}\right)^n\right\} \quad (\mu\mathrm{g/mL})$$

定常状態における繰り返し投与直後の薬物血中濃度は，n を非常に大きくしたときの C_n と考えられるから，

$$\lim_{n \to \infty} 2\left\{1 - \left(\frac{1}{2}\right)^n\right\} = 2\{1 - 0\} = 2 \quad (\mu\text{g/mL})$$

注2）ここで，$n \to \infty$ としたとき，$\left(\frac{1}{2}\right)^n$ は，$\frac{1}{2}$，$\frac{1}{4}$，$\frac{1}{8}$，$\frac{1}{16}$，$\frac{1}{32}$，$\frac{1}{64}$，$\cdots \to 0$ となることを用いた．

定常状態における最高血中濃度は，投与直後で最大値に達し次の 6 時間後の投与直前に最小となるから，求める血中薬物濃度は 2（μg/mL）．

　少し難しいかもしれませんが，実際に国家試験で出題された問題をアレンジした問題にもチャレンジしてみましょう．

【演習問題 4.2】　ある薬物を静脈注射によって投与するときの時刻 t における血中濃度 $C(t)$ は，投与直後の血中濃度を C_0，正の定数を k としたとき，次の関数で表されるものとする．

$$C(t) = C_0 e^{-kt} \quad (t > 0)$$

(1)　この薬物の投与間隔 τ としたときの定常状態における最低血中薬物濃度が次のように表されることを示せ．

$$\frac{C_0 e^{-k\tau}}{1 - e^{-k\tau}}$$

(2)　この薬物を静脈注射によって投与するとき，その血中消失半減期は 10 時間であるとする．2 回目の投与直前の血中濃度が 12 μg/mL であるとき，定常状態におけるこの薬物の最低血中濃度を求めよ．また，k の値を求めよ．

4-1-4　等比級数からべき級数へ

　ここでは，マクローリン展開が何であるかを理解するために不可欠な概念である**べき級数**の説明をしましょう．

　本章冒頭の ③ 式は，限りなく続く関数の列

$$1, \quad x, \quad \frac{1}{2!}x^2, \quad \frac{1}{3!}x^3, \quad \frac{1}{4!}x^4, \quad \cdots$$

を足し合わせたものが e^x に等しくなるということを意味します．第 6 項以降は省略してありますが，第 6 項，第 7 項，$\cdots$，第 k 項がそれぞれ

$$\frac{1}{5!}x^5, \quad \frac{1}{6!}x^6, \quad \cdots, \quad \frac{1}{(k-1)!}x^{k-1}$$

という関数の列となることは誰がみても分かるでしょう．数列をいくつか加える場合に便利な表

記法が $\sum$ でしたが，関数の列も同様に表すことができます．③ 式では，無限個の関数の列を加えた形になっているので，級数と同様に次のように書くことができます．次の式の $\sum$ 記号の中では，変数は k であって，**x は定数**であることに注意しましょう．

$$\underbrace{1}_{\frac{1}{0!}\cdot x^0} + \underbrace{x}_{\frac{1}{1!}\cdot x^1} + \frac{1}{2!}x^2 + \frac{1}{3!}x^3 + \frac{1}{4!}x^4 + \cdots = \sum_{k=1}^{\infty}\frac{1}{(k-1)!}x^{k-1}$$

このように，x^k $(k=0,\ 1,\ 2,\ \cdots)$ の定数倍の関数の列を無限個足し合わせた形で表されるものをべき級数といいます．

注3）0 の階乗は $0!=1$ とすると辻褄が合うので，こう決めたことを思い出そう（規約）．

級数が収束する場合はその極限値を級数の和といいましたが，和が存在しない，すなわち収束しない級数もありましたね．例えば

$$\sum_{k=1}^{\infty}k = 1+2+3+\cdots+n+\cdots$$

という級数は明らかに ∞ に発散し，その値は存在しません．つまり形式なものであってそれ自体意味がありません．同じく，べき級数も収束する場合もあればしない場合もあります．冒頭の① 〜 ③ 式は全て収束するべき級数となっていますが，べき級数の場合，極限値は関数になることに注意しましょう．

$$\sum_{k=1}^{\infty}\frac{1}{(k-1)!}x^{k-1} = e^x$$

ところで，べき級数が収束するのはどのようなときでしょうか？この問題を厳密に扱うのは本書の範囲を超えるので，簡単なケースに限定して説明しましょう．イメージを掴んでもらうために次のような例を考えてみます．x を実数とするとき，公比 x，初項 1 の等比数列の n 項の和は，等比数列の和の公式より，

$$\sum_{k=1}^{n}1\cdot x^{k-1} = 1+x+x^2+\cdots+x^{n-1} = 1\cdot\frac{1-x^n}{1-x}$$

でしたね．ここで，この式に例えば $x=-\dfrac{1}{2}$，$x=\dfrac{1}{3}$ を代入してみると，それぞれ

$$\sum_{k=1}^{n}1\cdot x^{k-1} = \sum_{k=1}^{n}\left(-\frac{1}{2}\right)^{k-1} = \frac{1-\left(-\frac{1}{2}\right)^n}{1+\frac{1}{2}}, \qquad \sum_{k=1}^{n}1\cdot x^{k-1} = \sum_{k=1}^{n}\left(\frac{1}{3}\right)^{k-1} = \frac{1-\left(\frac{1}{3}\right)^n}{1-\frac{1}{3}}$$

となります．これらの 2 式は，ともに n を限りなく大きくすると例題 4.2 (1)，(2) と全く同様に考えて，アミ掛け部分の $x^n = \left(-\dfrac{1}{2}\right)^n$，$\left(\dfrac{1}{3}\right)^n$ が 0 に近づきます．したがって，それぞれ

$$\lim_{n \to \infty} \sum_{k=1}^{n} \left(-\frac{1}{2}\right)^{k-1} = \frac{1-0}{1+\frac{1}{2}} = \frac{2}{3}, \qquad \lim_{n \to \infty} \sum_{k=1}^{n} \left(\frac{1}{3}\right)^{k-1} = \frac{1-0}{1-\frac{1}{3}} = \frac{3}{2}$$

このように，x に絶対値が 1 より小さい数を代入すれば，n を大きくすればするほど x^n は 0 に近づくので，次の関係が成り立つことが分かります．

$$\lim_{n \to \infty}(1+x+x^2+\cdots+x^{n-1}) = \lim_{n \to \infty}\sum_{k=1}^{n}x^{k-1} = \lim_{n \to \infty}\frac{1-x^n}{1-x} = \frac{1-0}{1-x} \quad (|x|<1)$$

これを書き換えると，次の関係式が得られます．

$$1+x+x^2+x^3+\cdots+x^n+\cdots = \frac{1}{1-x} \quad (|x|<1)$$

これは，$|x|<1$ のとき，分数関数 $\dfrac{1}{1-x}$ が級数 $1+x+x^2+x^3+\cdots+x^n+\cdots$ で表されることを意味します．すなわち $|x|<1$ のとき，この級数は $\dfrac{1}{1-x}$ に収束するということです．

もちろん，$|x|<1$ でない場合，例えば $x=2$ を代入した場合は例題 4.2（3）と同様に，

$$1+2+2^2+2^3+\cdots+2^n+\cdots$$

は収束せず，∞ に発散します．したがって上のべき級数は**実体のない形式的なもの**で，意味がありません．このように x の範囲に何らかの条件がつくときに限ってべき級数が収束することがあるので注意しましょう．

4-2 高階導関数

4-2-1 べき級数と微分係数

上に述べた分数関数や，冒頭で紹介した三角関数や指数関数が ① ～ ③ 式のようなべき級数で表されるということが分かっているのですが，もっと一般的に考えて，関数 $f(x)$ をべき級数で表すことができるとしたら，どんな形になるのでしょうか？

関数 $f(x)$ がべき級数で表されるとすると，次のような形になります．

$$f(x) = a_0 + a_1 x + a_2 x^2 + a_3 x^3 + a_4 x^4 + \cdots + a_n x^n + \cdots \tag{4.7}$$

（4.7）式において係数 a_0, a_1, a_2, a_3, $\cdots$, a_n, $\cdots$ を求めれば，べき級数の形が決まるということですね．まずは（4.7）式の両辺に $x=0$ を代入すると a_0 が求まります．

$$f(0) = a_0 \tag{4.7$'$}$$

さらに，（4.7）式の両辺を x で微分すると，次のような関係式が導かれます．

$$f'(x) = a_1 + 2a_2x + 3a_3x^2 + 4a_4x^3 + \cdots + na_nx^{n-1} + \cdots \tag{4.8}$$

同様に（4.8）式に $x=0$ を代入すると

$$f'(0) = a_1 \tag{4.8}'$$

（4.8）式を微分すると次式が導かれます．ここで，$f'(x)$ の導関数 $\{f'(x)\}'$ を $f''(x)$ と書くことにすると

$$f''(x) = 2a_2 + 2\cdot3a_3x + 3\cdot4a_4x^2 + \cdots + n(n-1)a_nx^{n-2} + \cdots \tag{4.9}$$

これ以降，同様な作業を繰り返します．その際，$f''(x)$ の導関数 $\{f''(x)\}'$ を $f'''(x)$，$f'''(x)$ の導関数 $\{f'''(x)\}'$ を $f''''(x)$ と書くことにします．

（4.9）式に $x=0$ を代入すると，

$$f''(0) = 2a_2 \tag{4.9}'$$

（4.9）式を微分すると

$$f'''(x) = 2\cdot3a_3 + 2\cdot3\cdot4a_4x + \cdots + n(n-1)(n-2)a_nx^{n-3} + \cdots \tag{4.10}$$

同様に（4.10）式に $x=0$ を代入すると，

$$f'''(0) = 2\cdot3a_3 \tag{4.10}'$$

（4.10）式を微分すると，

$$f''''(x) = 2\cdot3\cdot4a_4 + \cdots + n(n-1)(n-2)(n-3)a_nx^{n-4} + \cdots \tag{4.11}$$

（4.11）式に $x=0$ を代入すると，

$$f''''(0) = 2\cdot3\cdot4a_4 \tag{4.11}'$$

この一連の結果を観察すると，規則性がみえてきます．（4.7）$'$（4.8）$'$（4.9）$'$（4.10）$'$（4.11）$'$ 式から

$$f(0) = a_0, \qquad f'(0) = a_1, \qquad \frac{f''(0)}{2} = a_2, \qquad \frac{f'''(0)}{2\cdot3} = a_3, \qquad \frac{f''''(0)}{2\cdot3\cdot4} = a_4$$

これより，（4.7）式は次のようなべき級数の形で整然とした表現ができることが分かります．

$$f(x) = f(0) + f'(0)x + \frac{f''(0)}{2!}x^2 + \frac{f'''(0)}{3!}x^3 + \frac{f''''(0)}{4!}x^4 + \cdots \tag{4.12}$$

$f(x)$ 自身がその微分係数を用いて表されるという面白い結果が出てきましたね．注意することは，（4.12）式の右辺のべき級数が収束するときに限ってその極限値が $f(x)$ という意味です．べき級数が収束しない場合は（4.12）式の意味はありません！

第 4 章　微分法の応用　**93**

注 4)　4-1-4 項でみたように，分数関数 $\dfrac{1}{1-x}$ がべき級数で表される例では，$|x|<1$ という条件が必要である．一般に，関数 $f(x)$ がべき級数で表される（マクローリン展開できる）ためには，何らかの条件が必要である．こういった条件を厳密に考えるには，より進んだ数学の道具が必要であるが，数学を応用し使用する立場であるなら，「この関数はこういった条件のときマクローリン展開ができる」というように条件をみたす x の範囲も含めて記憶しておけば十分だろう．

4-2-2　高階導関数

　前項の（4.12）式で，$f''(x)$，$f'''(x)$，$\cdots$ 等の $f(x)$ を次々と微分して得られる微分係数たちを用いて $f(x)$ 自身が表されることをみました．本項では，この導関数についてもう少し詳しく説明します．

　関数 $y=f(x)$ の導関数 $f'(x)$ がさらに微分可能なとき，$f'(x)$ の導関数 $\{f'(x)\}'$ を考えることができます．この新しい関数を $f''(x)$ と書いて $f(x)$ の **2 次（または 2 階）導関数**といいます．2 次導関数は次のような記号でも表記されます．

$$y'', \qquad \frac{d^2y}{dx^2}, \qquad f''(x), \qquad \frac{d^2}{dx^2}f(x)$$

　さらに $f''(x)$ が微分可能なら，同様に $\{f''(x)\}'$ を考えることができます．この関数を $f'''(x)$ と書いて $f(x)$ の **3 次（または 3 階）導関数**といいます．同様にこの操作を順次繰り返せば，$f(x)$ の **n 次（または n 階）導関数**を定義することができます．2 次以上の n 次導関数を**高次（階）導関数**と呼びます．普通は，4 次以上のときは，y'''' という表記はみにくいので，$y^{(4)}$ というように微分の次数を（　）でくくって右肩に乗せるという表記法を採用します．$f''''(x)=f^{(4)}(x)$ という表記も同様です．（　）をつけないと，単なる n 乗と間違えるので気をつけましょう．$f^{(n)}(x)$ は **n 階導関数（または n 次導関数）**を表します．2 次導関数と同様に，n 次導関数は次のような記号で表記されます．

$$y^{(n)}, \qquad \frac{d^ny}{dx^n}, \qquad f^{(n)}(x), \qquad \frac{d^n}{dx^n}f(x)$$

　いくつかの基本的な関数については，n 次導関数は簡単な関数で書き下すことができますが，一般に n 次導関数は初等的な表現ができるとは限りません．まずは具体的な例をやってみましょう．

【例題 4.4】　次の関数の n 次導関数を求めよ．

（1）$y=x^4$　　（2）$y=e^x$

94

《解答》 (1) 順次, 導関数を計算していくと,

$$y'=4x^3, \qquad y''=3\cdot4x^2, \qquad y'''=2\cdot3\cdot4x^1, \qquad y^{(4)}=1\cdot2\cdot3\cdot4$$

4 次導関数が定数になるので, 5 次以上の高次導関数は全て 0 になる. よって,

$$y'=4x^3, \qquad y''=12x^2, \qquad y'''=24x, \qquad y^{(4)}=24, \qquad y^{(n)}=0 \quad (n>4)$$

注 5) この例を一般化すると, $y=x^m$ (m は自然数) の n 次導関数は次のようになる.

$$y^{(n)}=\begin{cases} m(m-1)(m-2)\cdots(m-n+1)x^{m-n} & (n\leq m) \\ 0 & (n>m) \end{cases}$$

(2) 順次, 導関数を計算していくと,

$$y'=e^x, \quad y''=e^x, \quad y'''=e^x, \quad \cdots$$

何回微分しても変わらないので,

$$y^{(n)}=e^x \quad (n=1,\ 2,\ 3,\ \cdots)$$

【演習問題 4.3】 次の関数の n 階導関数を $n=1,\ 2,\ 3$ について求めよ.

(1) $y=\sin x$ (2) $y=\cos x$ (3) $y=\log|x|$ (4) $y=x^\alpha$ (α は実数)

基本的な関数で, n 次導関数が初等的な式で表現されるものを定理として下にまとめておきましょう. 厳密には数学的帰納法で証明するべきですが, ここでは, $n=1, 2, 3$ あたりで確認し (例題 4.4, 演習問題 4.3 で $n=1, 2, 3$ で成り立つことを確認しましたね), 一般の形を推定できればよいでしょう.

定理 4.2　基本的な関数の n 次導関数の公式

$y=x^m$ (m は自然数) のとき,

$$y^{(n)}=\begin{cases} m(m-1)(m-2)\cdots(m-n+1)x^{m-n} & (n\leq m) \\ 0 & (n>m) \end{cases}$$

$y=e^x$ のとき, $y^{(n)}=e^x \quad (n=1,\ 2,\ 3,\ \cdots)$

$y=\sin x$ のとき, $y^{(n)}=\sin\left(x+\dfrac{n\pi}{2}\right) \quad (n=1,\ 2,\ 3,\ \cdots)$

$y=\cos x$ のとき, $y^{(n)}=\cos\left(x+\dfrac{n\pi}{2}\right) \quad (n=1,\ 2,\ 3,\ \cdots)$

$y=\log |x|$ のとき，$y^{(n)}=(-1)^{n-1}\dfrac{(n-1)!}{x^n}$ $(n=1, 2, 3, \cdots)$

$y=x^{\alpha}$ （α は実数）のとき，$y^{(n)}=\alpha(\alpha-1)(\alpha-2)\cdots(\alpha-n+1)x^{\alpha-n}$

【例題 4.5】 (4.12) 式に対して，$f(x)=e^x$ を当てはめ，本章冒頭のマクローリン展開の ③ 式と同じ形になることを確かめよ．

〈解答〉 定理 4.2 より，$f^{(n)}(x)=e^x$ $(n=1, 2, 3, \cdots)$ であるから，$f^{(n)}(0)=e^0=1$ $(n=1, 2, 3, \cdots)$.

よって，(4.12) 式にこれらの値を代入すると，

$$f(x)=f(0)+f'(0)x+\frac{f''(0)}{2!}x^2+\frac{f'''(0)}{3!}x^3+\frac{f''''(0)}{4!}x^4+\cdots$$

$$=1+1\cdot x+\frac{1}{2!}x^2+\frac{1}{3!}x^3+\frac{1}{4!}x^4+\cdots$$

これより，

$$f(x)=e^x=1+x+\frac{1}{2!}x^2+\frac{1}{3!}x^3+\frac{1}{4!}x^4+\cdots$$

したがって ③ 式を得る．

【演習問題 4.4】 (4.12) 式に対して，$f(x)=\sin x$ を当てはめ，本章冒頭のマクローリン展開の ① 式と同じ形になることを確かめよ．

4-3 基本的な関数のマクローリン展開とその応用

4-3-1 マクローリンの定理

前節 4-2-1 で興味深い式 (4.12) が登場しましたが，実は，この式の正確な意味は次の定理で表現されます．

定理 4.3 マクローリンの定理

$f(x)$ が 0 を含む区間で n 回微分可能ならば，その区間の各 x に対し次を満たす θ が存在する．

$$f(x)=f(0)+f'(0)x+\frac{f^{(2)}(0)}{2!}x^2+\frac{f^{(3)}(0)}{3!}x^3+\cdots+\frac{f^{(n-1)}(0)}{(n-1)!}x^{n-1}+R_n \quad (4.13)$$

ただし，

$$R_n=\frac{1}{n!}f^{(n)}(\theta x)x^n \quad (0<\theta<1)$$

R_n を**剰余項**という．

一見ギョッとするような式ですが，その意味は案外シンプルです．多項式（整式）の部分を

$$s_n(x)=f(0)+f'(0)x+\frac{f^{(2)}(0)}{2!}x^2+\frac{f^{(3)}(0)}{3!}x^3+\cdots+\frac{f^{(n-1)}(0)}{(n-1)!}x^{n-1}$$

とおくと，(4.13) 式は次のように書けます．

$$f(x)=s_n(x)+R_n \quad (4.14)$$

つまり，「$f(x)$ は，多項式 $s_n(x)$ と煩雑な形の部分 R_n に分けることができる」という意味です．

例えば，$f(x)=e^x$ を上の定理に当てはめてみると，例題 4.5 より多項式の部分は次のようになります．

$$s_n(x)=1+x+\frac{1}{2!}x^2+\frac{1}{3!}x^3+\frac{1}{4!}x^4+\cdots+\frac{1}{(n-1)!}x^{n-1} \quad (4.15)$$

R_n はちょっと面倒ですが，$f^{(n)}(\theta x)=e^{\theta x}$ より，

$$R_n=\frac{1}{n!}e^{\theta x}\cdot x^n \quad (0<\theta<1)$$

さて，ここで，R_n は全ての x の値に対して，限りなく n を大きくすると 0 に収束することが証明されています（事実だけ認めて証明は省略します）．すなわち

$$\lim_{n\to\infty}R_n=\lim_{n\to\infty}\frac{1}{n!}e^{\theta x}\cdot x^n=0 \quad (4.16)$$

一方，$s_n(x)$ は限りなく n を大きくすると加える項数が限りなく大きくなり，同時に R_n の部分（整式ではない部分）が小さくなって限りなく 0 に近づくので，結局，

$$e^x=1+x+\frac{1}{2!}x^2+\frac{1}{3!}x^3+\frac{1}{4!}x^4+\cdots+\frac{1}{(n-1)!}x^{n-1}+\frac{1}{n!}x^n+\cdots \quad (-\infty<x<\infty) \quad (4.17)$$

というような，整然とした表現ができることになります．この形を**マクローリン展開**といいます．

(4.14)，(4.17) 式の図による説明

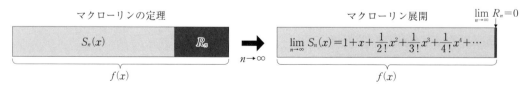

注6) もちろん，e^x は指数関数であって整関数とは違う．ここで (4.17) 式の「＝」の意味は，$n \to \infty$ としたときの極限値という意味で，$\lim_{n \to \infty} \dfrac{1}{n} = 0$ の「＝」と同じ意味である．$\dfrac{1}{n}$ は限りなく 0 に近づくが決して 0 という値にはならない．

4-3-2　マクローリンの定理と近似

　マクローリンの定理は，初学者にとってはかなり分かりにくい概念です．ここでは，マクローリンの定理を視覚的に理解し，その基本的な応用として関数の近似を紹介しましょう．

【例題 4.6】　次の ① ～ ④ のグラフを描き，マクローリン展開の図形的意味を考えよ．

$$y = e^x \ \cdots \ ①, \qquad y = 1 + x \ \cdots \ ②, \qquad y = 1 + x + \frac{1}{2!}x^2 \ \cdots \ ③,$$

$$y = 1 + x + \frac{1}{2!}x^2 + \frac{1}{3!}x^3 \ \cdots \ ④$$

〈解答〉　(4.14) 式の表現：$f(x) = s_n(x) + R_n$ において，① は $f(x)$ 自身，②③④ は $s_n(x)$ の部分にそれぞれ $n = 2,\ 3,\ 4$ を代入した式である．$f(x) = e^x$ を (4.13) 式に代入して具体的に書くと，

$$e^x = \underbrace{1 + x}_{s_2(x)} + \underbrace{\frac{1}{2!}e^{\theta x}x^2}_{R_2} \quad (0 < \theta < 1) \qquad \cdots ②'$$

$$e^x = \underbrace{1 + x + \frac{1}{2!}x^2}_{s_3(x)} + \underbrace{\frac{1}{3!}e^{\theta x}x^3}_{R_3} \quad (0 < \theta < 1) \qquad \cdots ③'$$

$$e^x = \underbrace{1 + x + \frac{1}{2!}x^2 + \frac{1}{3!}x^3}_{s_4(x)} + \underbrace{\frac{1}{4!}e^{\theta x}x^4}_{R_4} \quad (0 < \theta < 1) \qquad \cdots ④'$$

①，② を同時に描いたグラフに，②′ の表現を書き込んだものは，次のようになる．$x = 0$ では完全に ① ＝ ② となっており，x が 0 に近い値のときは ① $\fallingdotseq$ ② であるが x が 0 から離れるにつれて ① と ② はかけ離れていく様子が分かる．つまり，② は原点の近くでは ① をよく近似しているといえる．

原点の近くでは②が①をよく近似することを表す図

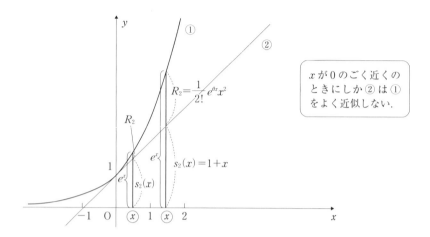

①〜④のグラフを同時に描いたものは次のようになる．n が大きくなるにつれて，②③④ が①をよく近似する範囲が広くなることが観察できる．以上のことから，$s_n(x)$ は x が 0 に近い とき，また n の値が大きいほど $f(x)$ をよく近似する多項式であるということが分かる．

①〜④のグラフを同時に描いた図

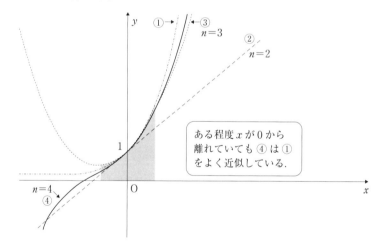

【例題 4.7】 次の①〜④のグラフを描き，例題 4.6 と比較せよ．

$$y = \log(1+x) \cdots ①, \qquad y = x \cdots ②, \qquad y = x - \frac{1}{2}x^2 \cdots ③, \qquad y = x - \frac{1}{2}x^2 + \frac{1}{3}x^3 \cdots ④$$

〈解答〉 (4.14) 式の表現：$f(x)=s_n(x)+R_n$ において，① は $f(x)$ 自身，②③④ は $s_n(x)$ の部分にそれぞれ $n=2, 3, 4$ を代入した式である．$f(x)=\log(1+x)$ を (4.13) 式に代入して具体的に書いてみる．

$$f'(x)=\frac{1}{1+x}, \qquad f''(x)=-\frac{1}{(1+x)^2}, \qquad f'''(x)=\frac{2}{(1+x)^3}, \qquad f^{(4)}(x)=\frac{-6}{(1+x)^4}$$

となるから，$f(0)=0$，$f'(0)=1$，$f''(0)=-1$，$f'''(0)=2$，$f^{(4)}(0)=-6$ となり，

$$\log(1+x)=\underbrace{0+x}_{s_2(x)}+\underbrace{\frac{1}{2!}\cdot\frac{-1}{(1+\theta x)^2}\cdot x^2}_{R_2} \quad (0<\theta<1) \qquad \cdots ②'$$

$$\log(1+x)=\underbrace{0+x-\frac{1}{2}x^2}_{s_3(x)}+\underbrace{\frac{1}{3!}\cdot\frac{2}{(1+\theta x)^3}\cdot x^3}_{R_3} \quad (0<\theta<1) \qquad \cdots ③'$$

$$\log(1+x)=\underbrace{0+x-\frac{1}{2}x^2+\frac{1}{3}x^3}_{s_4(x)}+\underbrace{\frac{1}{4!}\cdot\frac{-6}{(1+\theta x)^4}\cdot x^4}_{R_4} \quad (0<\theta<1) \qquad \cdots ④'$$

①，③ を同時に描いたグラフに，③′ の表現を書き込んだものは，次のようになる．$x=0$ では完全に ① ＝ ③ となっており，x が 0 に近い値のときは ① ≒ ③ であるが x が 0 から離れるにつれて ① と ③ はかけ離れていく様子が分かる．つまり，③ は原点の近くでは ① をよく近似しているといえる．

③ が原点の近くでは ① をよく近似することを表す図

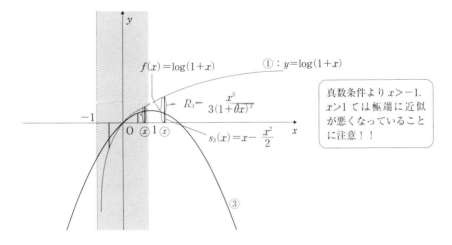

①～④ のグラフを同時に描いたものは次のようになる．n が大きくなるにつれて，$-1<x\leq 1$ の範囲においては ②③④ が ① をよく近似する範囲が広くなることが観察できるが，

それ以外の $x \leq -1$, $x > 1$ では，②③④と①はかけ離れていて，近似にはなっていない．以上のことから，$s_n(x)$ は $\underline{-1 < x \leq 1\text{ において}}$，$x$ が 0 に近いとき，また n の値が大きいほど $f(x)$ をよく近似する多項式であるということが分かる．　　　　■

①～④のグラフを同時に描いた図

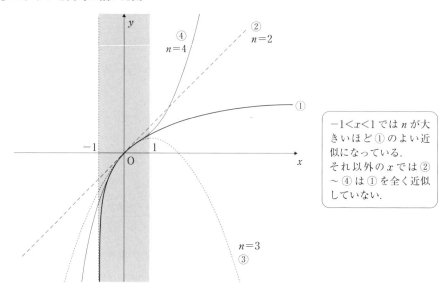

これまで見てきたように，一般に関数 $f(x)$ のマクローリンの定理の多項式の部分 $s_n(x)$ は，$f(x)$ の $x=0$ の近くの様子をよく近似しています．さらに多項式の次数を高くするほど（n が大きいほど）$f(x)$ のよい近似になることが観察されます．例えば例題 4.6，例題 4.7 でみたように，1 次式では多項式は $x=0$ のごく近くで $f(x)$ を近似するだけですが，近似多項式の次数を 2 次，3 次，…と高くすると，x がある程度 0 から遠ざかった値においても $f(x)$ をよく近似するようになることが分かります．ただ，$f(x) = \log(1+x)$ のように，$-1 < x \leq 1$ という x の制限がつく場合もあることに注意しましょう．

【例題 4.8】　(1) x が 0 に近いとき，次の近似式が成り立つことを示せ．

$$\sqrt{1+x} \fallingdotseq 1 + \frac{1}{2}x$$

さらに，これに $x=0.1$ を当てはめることによって $\sqrt{1.1}$ の近似値を求め，実際に電卓で計算した値と比較せよ．

(2) (1) で求めた近似を用いて $\sqrt{26}$ の近似値を求めよ．

第 4 章　微分法の応用　　*101*

〈解答〉　(1) 定理 4.3 において，$f(x)=\sqrt{1+x}$，$n=2$ を当てはめると

$$\sqrt{1+x}=(1+x)^{\frac{1}{2}}=\underbrace{1+\frac{1}{2}x}_{s_2(x)}+\underbrace{\frac{1}{2!}\cdot\frac{1}{2}\cdot\left(\frac{1}{2}-1\right)(1+\theta x)^{\frac{1}{2}-2}\cdot x^2}_{R_2}$$

$$=1+\frac{1}{2}x-\frac{x^2}{8(1+\theta x)^{\frac{3}{2}}}\quad(0<\theta<1)\tag{4.18}$$

例題 4.7 で考察したように，x が 0 に近いとき，R_2 が 0 に近くなるのでこの多項式 $s_2(x)$ の部分を $\sqrt{1+x}$ の近似値とみることができる．したがって，次の近似式が得られる．

$$\sqrt{1+x}\fallingdotseq1+\frac{1}{2}x\quad(x\text{ が 0 に近いとき})\tag{4.19}$$

これに $x=0.1$ を代入すれば，

$$\sqrt{1.1}=\sqrt{1+0.1}\fallingdotseq1+\frac{1}{2}\times0.1=1.05$$

一方，関数電卓で計算した値は $\sqrt{1.1}=1.0488988\cdots$ より，上の近似値との差は 0.001 程度である．

注7)　実際，$1+\dfrac{1}{2}x$ と $\sqrt{1+x}$ の誤差の絶対値は (4.18) 式より，$\left|\dfrac{x^2}{8(1+\theta x)^{\frac{3}{2}}}\right|$ であり，これに $x=0.1$ を代入すると，$\left|\dfrac{0.1^2}{8(1+0.1\times\theta)^{\frac{3}{2}}}\right|<\dfrac{0.01}{8}=0.00125$．つまり，誤差の絶対値は 0.00125 を超えないということが分かる．剰余項は近似値の誤差になっている．

(2)　次のように変形してから，(4.19) 式を $x=\dfrac{1}{25}$ として用いる．

$$\sqrt{26}=\sqrt{25+1}=\sqrt{25\left(1+\frac{1}{25}\right)}=5\sqrt{1+\frac{1}{25}}\fallingdotseq5\left(1+\frac{1}{2}\times\frac{1}{25}\right)=5.1$$

注8) (4.19) 式は x が 0 に近いときしか成り立たない．例えば，次のように，式の形だけみて，いきなり $x=25$ を代入しても，全く近似にはならないことに注意せよ．

（誤りの例）　　$\sqrt{26}=\sqrt{1+25}\fallingdotseq1+\frac{1}{2}\times25=13.5$

$1+\dfrac{1}{2}x$ と $\sqrt{1+x}$ の誤差の図

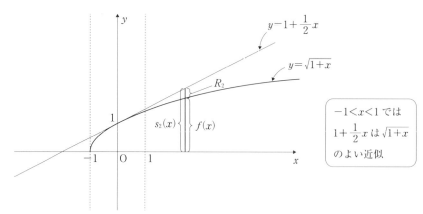

【演習問題 4.5】 $\sqrt{19}$ の近似値を近似式 (4.19) を用いて計算したい.

(1) $\sqrt{19}=\sqrt{16+3}=4\sqrt{1+\dfrac{3}{16}}$ と変形して，$x=\dfrac{3}{16}$ とおくことによって求めよ．実際に電卓で計算した値と上で計算した近似値を比較し，誤差を確認せよ．

(2) $\sqrt{19}=\sqrt{1+18}$ と変形して $x=18$ とおいて近似式 (4.19) を用いるのはなぜいけないのか答えよ．

4-3-3 マクローリンの定理とマクローリン展開

　マクローリンの定理の剰余項 $R_n=\dfrac{1}{n!}f^{(n)}(\theta x)x^n$ は，関数の形や x の値によって異なる値を取るので，それぞれの関数がどのような x のときに $\lim_{n\to\infty}R_n=0$ となるかを確かめなければ，(4.17) 式のような関数 $f(x)$ のマクローリン展開を導くことができません．4-3-1 項でも触れたように，こういった剰余項の収束の条件を求める作業は本書の範囲をはるかに超えます．しかし，医療系学部の皆さんは，数学を道具として使う立場ですから，基本的な関数のマクローリン展開（定理 4.4）を公式として認識すれば十分でしょう．各式の後の（　）内の x の範囲は，その範囲においてマクローリン展開ができるという意味であり，実は，これが $\lim_{n\to\infty}R_n=0$ が成り立つための x の条件となっています．

定理 4.4　基本的な関数のマクローリン展開

$$\sin x = x - \dfrac{1}{3!}x^3 + \dfrac{1}{5!}x^5 - \dfrac{1}{7!}x^7 + \dfrac{1}{9!}x^9 + \cdots \quad (-\infty < x < \infty)$$

$$\cos x = 1 - \dfrac{1}{2!}x^2 + \dfrac{1}{4!}x^4 - \dfrac{1}{6!}x^6 + \dfrac{1}{8!}x^8 + \cdots \quad (-\infty < x < \infty)$$

第4章　微分法の応用　　*103*

$$\log(1+x)=x-\frac{1}{2}x^2+\frac{1}{3}x^3-\frac{1}{4}x^4+\frac{1}{5}x^5-\cdots \quad (-1<x\le 1)$$

$$(1+x)^\alpha=1+\alpha x+\frac{\alpha(\alpha-1)}{2!}x^2+\frac{\alpha(\alpha-1)(\alpha-2)}{3!}x^3+\cdots \quad (-1<x<1)$$

（ただし α は**自然数**でない実数とする）

注 9）定理 4.4 の $(1+x)^\alpha$ のマクローリン展開において α に自然数を代入したものは 2 項定理にほかならない.

$$(1+x)^n=\sum_{k=0}^{n}{}_nC_kx^k=1+nx+\frac{n(n-1)}{2!}x^2+\frac{n(n-1)(n-2)}{3!}x^3+\cdots+nx^{n-1}+x^n \qquad (n \text{ は**自然数**})$$

　マクローリン展開は，自然科学の分野では必須の知識です．今後，勉強を続けていく上で必ずどこかでお目にかかる道具です．まとめの練習問題として，復習も兼ねて今まで登場した重要な極限の公式がマクローリン展開を用いて簡単に導かれることをみましょう.

【例題 4.9】 次の極限を求めよ.

(1) $\displaystyle\lim_{x\to 0}\frac{\cos x-1}{x}$ 　　(2) $\displaystyle\lim_{x\to 0}\frac{\log(1+x)}{x}$

〈解答〉 (1) 定理 4.4 の $\cos x$ のマクローリン展開より,

$$\cos x=1-\frac{1}{2!}x^2+\frac{1}{4!}x^4-\cdots \Leftrightarrow \cos x-1=-\frac{1}{2!}x^2+\frac{1}{4!}x^4-\cdots \Leftrightarrow \frac{\cos x-1}{x}=-\frac{1}{2!}x+\frac{1}{4!}x^3-\cdots$$

$$\therefore \lim_{x\to 0}\frac{\cos x-1}{x}=\lim_{x\to 0}\left(-\frac{1}{2!}x+\frac{1}{4!}x^3-\cdots\right)=0$$

(2) 定理 4.4 の $\log(1+x)$ のマクローリン展開より,

$$\log(1+x)=x-\frac{1}{2}x^2+\frac{1}{3}x^3-\cdots \qquad \Leftrightarrow \qquad \frac{\log(1+x)}{x}=1-\frac{1}{2}x+\frac{1}{3}x^2-\cdots$$

$$\therefore \lim_{x\to 0}\frac{\log(1+x)}{x}=\lim_{x\to 0}\left(1-\frac{1}{2}x+\frac{1}{3}x^2-\cdots\right)=1$$

注 10）これらの極限は，x が十分 0 に近い値のみ考えているので（$x\to 0$ は $x\ne 0$ の値を取りながら限りなく 0 に近づけるという意味である）マクローリン展開を用いてよい.

【演習問題 4.6】 次の極限を求めよ.

(1) $\displaystyle\lim_{x\to 0}\frac{e^x-1}{x}$ 　　(2) $\displaystyle\lim_{x\to 0}\frac{\sqrt{1+x}-1}{x}$

第5章

積分の基礎概念

　ある薬物を投与したとき，薬物が体内に取り込まれた量を推定する方法として血中薬物濃度の時間的推移を用いる方法があります．その際に，血中薬物濃度時間曲線下面積（AUC）という概念が登場し，これは $C(t)$ を時刻 t における血中薬物濃度とするとき，次の定積分で表されます．

$$AUC = \int_0^\infty C(t)dt$$

　また薬学の分野では，薬物の体内動態を解析する方法の1つにモーメント解析という方法があり，1次モーメント曲線下面積（AUMC），平均滞留時間（MRT），滞留時間の分散（VRT）といった概念が登場します．これらもまた，次の定積分を用いて表されます．

$$AUMC = \int_0^\infty tC(t)dt, \qquad MRT = \frac{\int_0^\infty tC(t)dt}{\int_0^\infty C(t)dt}, \qquad VRT = \frac{\int_0^\infty (t-MRT)^2 C(t)dt}{\int_0^\infty C(t)dt}$$

　このように，ざっとみただけでも積分に関係する概念はたくさん出てきます．

　さらに全ての医療系学部で必須の統計学では，確率の計算は定積分で表され，基本的な数表である正規分布表は，次の積分で表される z の関数の値を一覧表にしたものです

$$F(z) = \int_{-\infty}^z \frac{1}{\sqrt{2\pi}} e^{-\frac{x^2}{2}} dx$$

　医療の分野において，積分は不可欠な概念です．本章では，医療的な応用例を交えながら，必要な積分の基礎概念を学びます．

5-1 定積分と不定積分

5-1-1 定積分と面積

　長方形の面積や三角形の面積は簡単に計算できますが，円の面積のように曲線で囲まれた図形の面積は直接計算することはできません．そこで，次のようなアイデアで，曲線で囲まれる図形の面積を求めてみましょう．区間$[a,b]$上で定義され，この区間で正の値を取る関数$f(x)$を考えます．この区間を100個の小区間$\Delta x_1, \Delta x_2, \cdots, \Delta x_{100}$に分けて，各小区間内に1点$x_1, x_2, \cdots, x_{100}$を取って次の和を考えます．このようにして定義した長方形の和の面積を記号$\sum f(x)\Delta x$で表すことにします．すなわち

$$\sum_{k=1}^{100} f(x_k)\Delta x_k = f(x_1)\Delta x_1 + f(x_2)\Delta x_2 + \cdots + f(x_{100})\Delta x_{100} := \sum f(x)\Delta x$$

$\sum f(x)\Delta x$の値は小区間の取り方や区間内の1点の選び方によって微妙に違うはずですが，もっと刻みを細かくし，小区間の個数を1000，10000，…と大きくしていくと，ある一定の値に限りなく近づいていく（収束する）と予想され，その極限値が求める面積に一致すると考えられます．この**極限値**を関数$f(x)$のaからbまでの**定積分**といい，sum（和）の頭文字sをビヨーンと伸ばし，区間をその上下に記した記号で表します．$f(x)$を**被積分関数**，a, bをそれぞれ**上端**，**下端**といいましたね．

$$\lim_{\Delta \to 0} \sum f(x)\Delta x = \int_a^b f(x)dx$$

定積分の定義

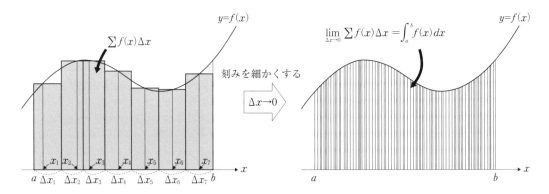

　口でいうのは簡単ですが，実際にこの計算を実行して面積を求めるということは別問題です．このような関数列の和を取ってさらにその極限を計算をするという機械的・一般的な方法はないので，次の例題のように，地道に計算しなくてはなりません．

第 5 章 積分の基礎概念 **107**

【**例題 5.1**】 曲線 $y=f(x)=x^2$ $(1 \leq x \leq 2)$, x 軸, および直線 $x=1$, $x=2$ で囲まれた部分の面積を求めよ.

〈**解答**〉 区間 $[1,2]$ を n 等分する. すなわち n 個の小区間を

$$\Delta x_1 = \left[1+\frac{0}{n}, 1+\frac{1}{n}\right], \quad \Delta x_2 = \left[1+\frac{1}{n}, 1+\frac{2}{n}\right], \quad \Delta x_3 = \left[1+\frac{2}{n}, 1+\frac{3}{n}\right], \quad \cdots, \quad \Delta x_n = \left[1+\frac{n-1}{n}, 1+\frac{n}{n}\right]$$

とし, その各小区間内の 1 点として各区間の左端の点を選ぶとき, k 番目の長方形の面積は,

$$(\text{底辺}) \times (\text{高さ}) = \frac{1}{n} \times f\left(1+\frac{k-1}{n}\right) = \frac{1}{n} \times \left(1+\frac{k-1}{n}\right)^2$$

であるから, これらの小長方形の和の図形の面積 $\sum f(x)\Delta x$ は

$$\sum_{k=1}^{n} \frac{1}{n}\left(1+\frac{k-1}{n}\right)^2 = \sum_{k=1}^{n} \frac{k^2+2(n-1)k+(n-1)^2}{n^3} = \frac{1}{n^3} \cdot \sum_{k=1}^{n} k^2 + \frac{2(n-1)}{n^3} \cdot \sum_{k=1}^{n} k + \frac{(n-1)^2}{n^3} \cdot \sum_{k=1}^{n} 1$$

$$= \frac{1}{n^3} \times \frac{n}{6}(n+1)(2n+1) + \frac{2(n-1)}{n^3} \times \frac{n(n+1)}{2} + \frac{(n-1)^2}{n^3} \times n$$

$$= \frac{(n+1)(2n+1)}{6n^2} + \frac{(n-1)(n+1)}{n^2} + \frac{(n-1)^2}{n^2}$$

したがって, 求める図形の面積 $\lim_{\Delta \to 0}\sum f(x)\Delta x$ は $n \to \infty$ としたときの極限値であるから,

$$\int_1^2 x^2 dx = \lim_{\Delta \to 0}\sum f(x)\Delta x = \lim_{n \to \infty}\left\{\frac{(n+1)(2n+1)}{6n^2} + \frac{(n-1)(n+1)}{n^2} + \frac{(n-1)^2}{n^2}\right\}$$

$$= \lim_{n \to \infty}\left\{\frac{\left(1+\frac{1}{n}\right)\left(2+\frac{1}{n}\right)}{6} + \frac{\left(1-\frac{1}{n}\right)\left(1+\frac{1}{n}\right)}{1} + \left(1-\frac{1}{n}\right)^2\right\}$$

$$= \frac{1 \cdot 2}{6} + 1 \cdot 1 + 1 = \frac{7}{3}$$

例題 5.1 の図解

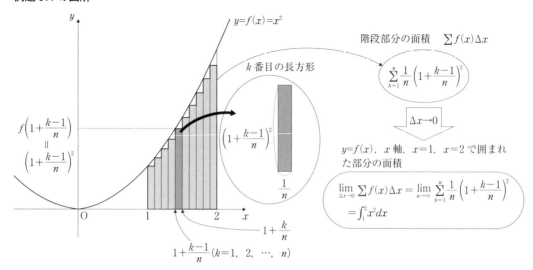

面積だけでなく，体積や表面積，曲線の長さ等の，定積分によって計算できる量は，一般に次の性質をもつことが知られています．

---

x に伴って変化するある量があって，その量が変数 x の区間 $[a,b]$ に渡って存在するとする．この量の小区間 $[x, x+\Delta x]$ に対応する増分を ΔS とし，連続な関数 $f(x)$ を用いて $\Delta S \fallingdotseq f(x)\Delta x$ が成り立ち，かつこの近似が $\Delta x \to 0$ のとき限りなく正確になるとする．このとき，区間 $[a,b]$ に渡る全部の量 S は次の定積分で計算できる．

$$S = \int_a^b f(x)dx$$

体積を例に積分の原理を図解

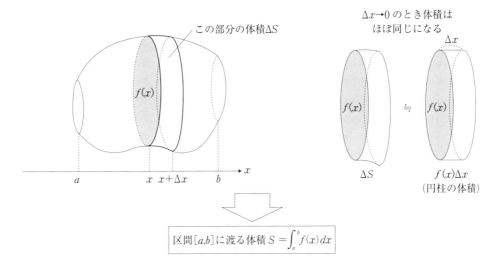

5-1-2 不定積分と定積分の関係

先の例題 5.1 でみたように，曲線で囲まれた部分の面積（定積分）を求めるには，関数列の和と極限の概念が不可欠となるので，計算は面倒になります．ところが，次の事実が発見されてから，定積分の計算は機械的にできるようになりました．

$F'(x) = f(x)$ となる関数 $F(x)$ がみつかれば，
$$\int_a^b f(x)dx = F(b) - F(a)$$ **（微積分学の基本定理）**

注1) $F(b) - F(a) = [F(x)]_b^a$ という表記を使うことが多い．

関数 $f(x)$ が与えられたとき，$F'(x) = f(x)$ となるような関数 $F(x)$ を $f(x)$ の**原始関数**といい，1つ原始関数 $F(x)$ がみつかれば，任意の原始関数は，$F(x) + C$（C は定数）の形で表せるのでした．これを

$$\int f(x)dx$$

という記号で表し，$f(x)$ の**不定積分**といいました．つまり

$$\int f(x)dx = F(x) + C \quad \Leftrightarrow \quad F'(x) = f(x)$$

積分記号は，定積分にも不定積分にも用います．まず積分記号が和 sum が元になっていることから，和の極限として定義された定積分は $\int_a^b f(x)dx$ という記号で表しましたね．一方，微積分学の基本定理より，不定積分から定積分を計算できるという意味合いで，$\int f(x)dx$ という記号で

110

$f(x)$ の不定積分を表すことにします．不定積分，定積分ともに積分と呼ぶこともありますが，普通は，文脈からどちらを指すか分かるようになっています．

【例題 5.2】　曲線 $y=f(x)=x^2$　$(1\leq x\leq 2)$，x 軸，および直線 $x=1$，$x=2$ で囲まれた部分の面積を微分積分学の基本定理を用いて求めよ．

〈解答〉　求める面積は関数 $f(x)=x^2$ の 1 から 2 までの定積分である．また，

$$\left(\frac{1}{3}x^3\right)'=x^2$$

より，$f(x)=x^2$ の原始関数の 1 つは $F(x)=\frac{1}{3}x^3$ であるから，微積分学の基本定理より

$$\int_1^2 x^2 dx = F(2)-F(1)=\frac{1}{3}2^3-\frac{1}{3}1^3=\frac{7}{3}$$

■

5-2　積分計算の基本

5-2-1　基本関数の積分公式

定積分を計算するには，不定積分が求まれば機械的な作業なので，難しいことはありません．この節では，原始関数（不定積分）を利用した定積分の計算法を扱います．原始関数を求める操作は，微分法の逆の操作でしたね．まずは，基本関数の微分公式を逆にみて，積分公式をつくる作業から始めましょう．

【例題 5.3】　次の微分公式を不定積分の形で書き換え，積分公式をつくれ．

　(1)　$(x^\alpha)'=\alpha x^{\alpha-1}(\alpha$ は実数)　(2)　$(\log|x|)'=\frac{1}{x}$ $(x\neq 0)$　(3)　$(\sin x)'=\cos x$

　(4)　$(\tan^{-1}x)'=\frac{1}{1+x^2}$

〈解答〉　以下 C は積分定数とする．

　(1)　$(x^\alpha)'=\alpha x^{\alpha-1}$ の両辺を α で割ると $(\alpha\neq 0)$，$(\frac{1}{\alpha}x^\alpha)'=x^{\alpha-1}$．次に見やすくするために $\alpha-1=\beta$ と置き換えると $(\frac{1}{\beta+1}x^{\beta+1})'=x^\beta$　$(\beta\neq -1)$ であるから，不定積分の定義より，

$$\int x^\beta dx = \frac{1}{\beta+1}x^{\beta+1}+C \quad (\beta\neq -1 \text{ となる実数})$$

■

(2)　$(\log|x|)'=\frac{1}{x}$ $(x\neq 0)$ より，不定積分の定義から

$$\int \frac{1}{x}dx = \log|x| + C$$

注2) この結果は，(1)と合わせて次のようにまとめることができる．

$$\int x^\beta dx = \begin{cases} \dfrac{1}{\beta+1}x^{\beta+1}+C & (\beta \neq -1) \\ \log|x|+C & (\beta = -1) \end{cases}$$

(3) $(\sin x)' = \cos x$ より，不定積分の定義から

$$\int \cos x dx = \sin x + C$$

(4) $(\tan^{-1} x)' = \dfrac{1}{1+x^2}$ より，不定積分の定義から，

$$\int \frac{1}{1+x^2}dx = \tan^{-1} x + C$$

【演習問題 5.1】　次の微分公式を不定積分の形で書き換え，積分公式をつくれ．ただし，$\sin^{-1} x$ は主値とする．

(1) $(e^x)' = e^x$　　(2) $(\cos x)' = -\sin x$　　(3) $(\tan x)' = \dfrac{1}{\cos^2 x}$　　(4) $(\sin^{-1} x)' = \dfrac{1}{\sqrt{1-x^2}}$

これらの結果を定理の形でまとめておきましょう．以下，C は積分定数とします．

定理5.1　基本関数の積分公式

$$\int x^\alpha dx = \frac{1}{\alpha+1}x^{\alpha+1}+C \quad (\alpha \neq -1), \quad \int \frac{1}{x}dx = \log|x|+C, \quad \int e^x dx = e^x + C$$

$$\int \sin x \, dx = -\cos x + C, \quad \int \cos x \, dx = \sin x + C, \quad \int \frac{1}{\cos^2 x}dx = \tan x + C$$

$$\int \frac{1}{1+x^2}dx = \tan^{-1} x + C, \quad \int \frac{1}{\sqrt{1-x^2}}dx = \sin^{-1} x + C \quad (-1 < x < 1)$$

ここで高校で学んだ積分の基本的な性質も復習としてまとめておきましょう．

定理5.2　積分の線形性　α, β を定数，$f(x)$, $g(x)$ を連続関数とするとき，次が成り立つ．

$$\int \{\alpha f(x) + \beta g(x)\}dx = \alpha \int f(x)dx + \beta \int g(x)dx$$

定理 5.3　対称性に関する定積分の性質　$f(x)$ を偶関数（y 軸に関して対称な関数），$g(x)$ を奇関数（原点に関して対称な関数），a を定数とするとき，次が成り立つ．

$$\int_{-a}^{a}f(x)dx=2\int_{0}^{a}f(x)dx, \quad \int_{-a}^{a}g(x)dx=0$$

積分公式（定理5.1）と積分の基本性質（定理5.2，定理5.3），微積分学の基本定理を用いて，基本関数の定積分の計算をいくつかやってみましょう．

【例題5.4】 次の定積分を求めなさい．

(1) $\int_{1}^{2}\dfrac{1}{x}dx$ (2) $\int_{0}^{1}\dfrac{1}{\sqrt{1-x^2}}dx$ (3) $\int_{-\frac{\pi}{2}}^{\frac{\pi}{2}}(2\sin x+\cos x)dx$ (4) $\int_{0}^{1}\dfrac{1}{1+x^2}dx$ (5) $\int_{1}^{8}\sqrt[3]{x}dx$

〈解答〉 (1) 積分区間が$[1,2]$であるから，このとき$|x|=x$となる．したがって，

$$\int_{1}^{2}\dfrac{1}{x}dx=[\log x]_{1}^{2}=\log 2-\log 1=\log 2$$

(2) $\int_{0}^{1}\dfrac{1}{\sqrt{1-x^2}}dx=[\sin^{-1}x]_{0}^{1}=\sin^{-1}1-\sin^{-1}0=\dfrac{\pi}{4}-0=\dfrac{\pi}{4}$

(3) 積分の線形性と，$\sin x$ は奇関数，$\cos x$ は偶関数であることより，

$$\int_{-\frac{\pi}{2}}^{\frac{\pi}{2}}(2\sin x+\cos x)dx=2\int_{-\frac{\pi}{2}}^{\frac{\pi}{2}}\sin xdx+\int_{-\frac{\pi}{2}}^{\frac{\pi}{2}}\cos xdx=2\cdot 0+2\int_{0}^{\frac{\pi}{2}}\cos xdx=2[\sin x]_{0}^{\frac{\pi}{2}}=2\sin\dfrac{\pi}{2}=2$$

(4) $\int_{0}^{1}\dfrac{1}{1+x^2}dx=[\tan^{-1}x]_{0}^{1}=\tan^{-1}1-\tan^{-1}0=\dfrac{\pi}{4}-0=\dfrac{\pi}{4}$

(5) $\int_{1}^{8}\sqrt[3]{x}dx=\int_{1}^{8}x^{\frac{1}{3}}dx=\left[\dfrac{1}{\frac{1}{3}+1}x^{\frac{1}{3}+1}\right]_{1}^{8}=\dfrac{3}{4}8^{\frac{4}{3}}-\dfrac{3}{4}1^{\frac{4}{3}}=\dfrac{3}{4}\left((2^3)^{\frac{4}{3}}-1\right)=\dfrac{3}{4}(2^{3\times\frac{4}{3}}-1)=\dfrac{45}{4}$

奇関数，偶関数の図

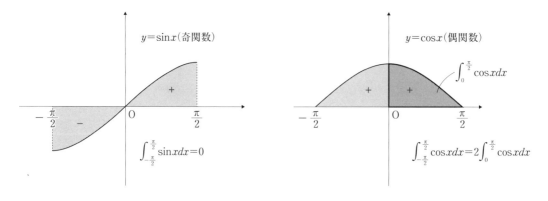

【演習問題 5.2】 次の定積分を求めなさい．

(1) $\int_0^{\frac{\pi}{6}} \frac{1}{\cos^2 x} dx$ (2) $\int_{-1}^1 (2x^2+3x) dx$ (3) $\int_0^1 \left(\frac{2}{1+x^2}+3x\right) dx$ (4) $\int_1^3 \frac{1}{x^3} dx$

広義積分

本章の冒頭で紹介したように，薬学の分野では，

$$AUC = \int_0^\infty C(t) dt, \qquad AUMC = \int_0^\infty t C(t) dt$$

といった，積分区間の上端や下端が有限でない定積分が登場します．このような定積分を**広義積分**といいます．∞ は値ではないので，次のように定義します．ただし，$a>0$, $F'(x)=f(x)$ とします．

$$\int_0^\infty f(x) dx = \lim_{a\to\infty} \int_0^a f(x) dx = \lim_{a\to\infty} [F(x)]_0^a = \lim_{a\to\infty} F(a) - F(0)$$

広義積分の解説図

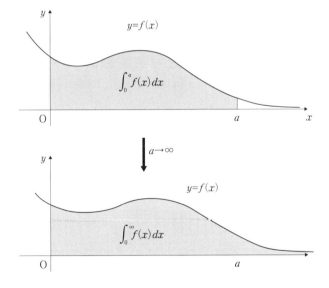

【例題 5.5】 次の広義積分の値が 1 になるように定数 A を求めよ．

$$\int_0^\infty \frac{A}{1+x^2} dx$$

〈解答〉 定理 5.1 より，不定積分は求められるので，$\lim_{x \to \infty} \tan^{-1} x = \dfrac{\pi}{2}$ に注意すれば，

$$\int_0^\infty \frac{A}{1+x^2}dx = A\int_0^\infty \frac{1}{1+x^2}dx = A \cdot \lim_{a \to \infty}\int_0^a \frac{1}{1+x^2}dx = A \cdot \lim_{a \to \infty}[\tan^{-1} x]_0^a = A \cdot \left(\lim_{a \to \infty}\tan^{-1} a - \tan^{-1} 0\right)$$

$$= \frac{\pi A}{2}$$

この値が 1 となるためには，

$$\frac{\pi A}{2} = 1 \qquad \therefore A = \frac{2}{\pi}$$

【演習問題 5.3】 次の広義積分の値を求めよ．

(1) $\displaystyle\int_1^\infty \frac{1}{x^2}dx$ （2) $\displaystyle\int_{\frac{1}{\sqrt{2}}}^\infty \frac{1}{x^3}dx$

注 3) 被積分関数の変数 x を**積分変数**といった．積分変数は何を使っても構わない．例えば，$\displaystyle\int_1^8 \sqrt[3]{x}dx$ の代わりに $\displaystyle\int_1^8 \sqrt[3]{t}dt$，$\displaystyle\int_1^8 \sqrt[3]{\varphi}d\varphi$ のように t，φ 等の文字を使っても $\displaystyle\int_1^8 \sqrt[3]{x}dx = \int_1^8 \sqrt[3]{t}dt = \int_1^8 \sqrt[3]{\varphi}d\varphi$ となって結果は同じである．ただ，上端・下端に文字を含む場合，積分変数と同じ文字を使うと混乱が起こるので，それを避けるように文字を選ぶようにする．当然のことだが，定積分の値には積分変数は現れない．

5-2-2 基本公式の拡張（積分変数の定数倍と平行移動）————●

(1) 基本公式の拡張

　基本関数だけでは，積分できる関数がかなり限られてしまうので，積分できる関数を広げるために新たな積分公式をつくってみましょう．積分公式は微分公式の逆操作でつくるのでしたね．

【例題 5.6】 次の関数を微分することによって積分公式をつくれ．

(1) $\dfrac{1}{a}\tan^{-1}\dfrac{x}{a}$ 　（2) $\sin^{-1}\dfrac{x}{a}$ $(a>0)$ 　（3) a^x

---

〈解答〉 (1)（2) は演習問題 3.7 と同じ問題である．(3) は対数微分法を用いる．

(1) $\left(\dfrac{1}{a}\tan^{-1}\dfrac{x}{a}\right)' = \dfrac{1}{a}\left(\tan^{-1}\dfrac{x}{a}\right)' = \dfrac{1}{a}\cdot\dfrac{1}{a}\cdot\dfrac{1}{1+\left(\dfrac{x}{a}\right)^2} = \dfrac{1}{a^2+x^2}$ 　$\therefore \displaystyle\int \frac{1}{a^2+x^2}dx = \frac{1}{a}\tan^{-1}\frac{x}{a}+C$

第 5 章　積分の基礎概念　　*115*

(2) $\left(\sin^{-1}\dfrac{x}{a}\right)' = \dfrac{1}{a}\cdot\dfrac{1}{\sqrt{1-\left(\dfrac{x}{a}\right)^2}} = \dfrac{1}{\sqrt{a^2\left(1-\dfrac{x^2}{a^2}\right)}} = \dfrac{1}{\sqrt{a^2-x^2}}$　　$\therefore \displaystyle\int\dfrac{1}{\sqrt{a^2-x^2}}dx = \sin^{-1}\dfrac{x}{a}+C$　▨

(3) $f(x)=a^x$ の自然対数を取ると，$\log f(x)=\log a^x=x\cdot\log a$．この両辺を x で微分すると，

$(\text{左辺})=(\log f(x))'=\dfrac{f'(x)}{f(x)}$, $(\text{右辺})=(x\cdot\log a)'=\log a\cdot(x)'=\log a$　　$\therefore \dfrac{f'(x)}{f(x)}=\log a$

これより，

$$f'(x)=f(x)\cdot\log a \ \Leftrightarrow\ (a^x)'=a^x\log a \ \Leftrightarrow\ \dfrac{(a^x)'}{\log a}=a^x \ \Leftrightarrow\ \left(\dfrac{a^x}{\log a}\right)'=a^x$$

$$\therefore \int a^x dx = \dfrac{1}{\log a}a^x + C$$　▨

　これらの結果を積分公式として追加しておきましょう．公式 (1) と (2) は，$a=1$ とすれば，それぞれ

$$\int\dfrac{1}{1+x^2}dx=\tan^{-1}x+C, \quad \int\dfrac{1}{\sqrt{1-x^2}}dx=\sin^{-1}x+C$$

これは基本関数の積分公式（定理 5.1）にほかなりません．例題 5.6 のように初めから a の形でより一般的な公式として覚える方が効率的でしょう．

定理 5.4　基本関数＋α の積分公式

$$\int\dfrac{1}{a^2+x^2}dx=\dfrac{1}{a}\tan^{-1}\dfrac{x}{a}+C, \quad \int\dfrac{1}{\sqrt{a^2-x^2}}dx=\sin^{-1}\dfrac{x}{a}+C, \quad \int a^x dx=\dfrac{1}{\log a}a^x+C$$

【例題 5.7】　定理 5.4 を用いて次の積分を求めよ．

(1) $\displaystyle\int\dfrac{1}{x^2+2}dx$　　(2) $\displaystyle\int_{-1}^{\sqrt{3}}\dfrac{1}{\sqrt{4-x^2}}dx$　　(3) $\displaystyle\int 10^x dx$

〈解答〉　(1) 定理 5.4 の第 1 公式に $a=\sqrt{2}$ を代入すると，

$$\int\dfrac{1}{x^2+2}dx = \int\dfrac{1}{\left(\sqrt{2}\right)^2+x^2}dx = \dfrac{1}{\sqrt{2}}\tan^{-1}\dfrac{x}{\sqrt{2}}+C$$　▨

(2) 定理 5.4 の第 2 公式に $a=2$ を代入すると，

$$\int_{-1}^{\sqrt{3}}\dfrac{1}{\sqrt{2^2-x^2}}dx = \left[\sin^{-1}\dfrac{x}{2}\right]_{-1}^{\sqrt{3}} = \sin^{-1}\dfrac{\sqrt{3}}{2} - \sin^{-1}\dfrac{-1}{2} = \dfrac{\pi}{3}-\left(-\dfrac{\pi}{6}\right)=\dfrac{\pi}{2}$$　▨

(3) 定理 5.4 の第 3 公式に $a=10$ を代入すると,

$$\int 10^x dx = \frac{1}{\log 10} 10^x + C$$

【演習問題 5.4】 定理 5.4 を用いて次の積分を求めよ.

(1) $\displaystyle \int_0^{\sqrt{3}} \frac{1}{x^2+9} dx$　　(2) $\displaystyle \int \frac{1}{\sqrt{16-x^2}} dx$　　(3) $\displaystyle \int_0^2 e^{2x} dx$

(2) $f(ax+b)$ の積分公式

　関数 $f(x)$ を拡大・縮小・平行移動した関数（変数 x が $ax+b$ になっている関数 $f(ax+b)$）を機械的に積分することができる公式があります. 定理 5.4 はこの特別な場合に過ぎません.

定理 5.5　$a,\ b$ を定数とする.

$$\int f(x)dx = F(x) + C \iff F'(x) = f(x) \text{のとき} \int f(ax+b)dx = \frac{1}{a} F(ax+b) + C$$

注 4) 証明は微分による. 次の計算の 2 番目の等号★で, 合成関数の微分公式を用いた（各自確かめてみよう）.

$$\left(\frac{1}{a} F(ax+b) \right)' = \frac{1}{a} \cdot (F(ax+b))' \overset{\star}{=} \frac{1}{a} \cdot F'(ax+b) \cdot (ax+b)' = \frac{1}{a} \cdot f(ax+b) \cdot a = f(ax+b)$$

【例題 5.8】 定理 5.5 を用いて次の積分を求めよ.

(1) $\displaystyle \int_0^2 e^{2x} dx$　　(2) $\displaystyle \int \frac{1}{1+4x^2} dx$　　(3) $\displaystyle \int \sin\left(\frac{x}{2} - 9 \right) dx$　　(4) $\displaystyle \int_{-2}^2 \sqrt{5-2x} \, dx$

〈解答〉 (1) 定理 5.5 において $a=2,\ b=0,\ f(x)=e^x,\ F(x)=e^x$ とすると,

$$\int e^{2x} dx = \frac{1}{2} e^{2x} + C \text{であるから,} \int_0^2 e^{2x} dx = \left[\frac{1}{2} e^{2x} \right]_0^2 = \frac{1}{2} (e^4 - 1)$$

(2) 定理 5.5 において $a=2,\ b=0,\ f(x)=\dfrac{1}{1+x^2},\ F(x)=\tan^{-1} x$ とすると,

$$\int \frac{1}{1+4x^2} dx = \int \frac{1}{1+(2x)^2} dx = \frac{1}{2} \tan^{-1}(2x) + C$$

(3) 定理 5.5 において $a=\dfrac{1}{2},\ b=-9,\ f(x)=\sin x,\ F(x)=-\cos x$ とすると,

$$\int \sin\left(\frac{x}{2} - 9 \right) dx = \frac{1}{\frac{1}{2}} \cdot -\cos\left(\frac{x}{2} - 9 \right) + C = -2\cos\left(\frac{x}{2} - 9 \right) + C$$

(4) 定理 5.5 において $a=-2$, $b=5$, $f(x)=\sqrt{x}=x^{\frac{1}{2}}$, $F(x)=\dfrac{1}{\frac{1}{2}+1}x^{\frac{1}{2}+1}=\dfrac{2}{3}x^{\frac{3}{2}}=\dfrac{2}{3}\sqrt{x^3}$ とすると,

$$\int_{-2}^{2}\sqrt{5-2x}\,dx=\left[-\frac{1}{2}\cdot\frac{2}{3}\sqrt{(5-2x)^3}\right]_{-2}^{2}=-\frac{1}{3}\left(\sqrt{(5-2\cdot2)^3}-\sqrt{(5-2\cdot(-2))^3}\right)=-\frac{1}{3}(1-27)=\frac{26}{3}\quad\blacksquare$$

【演習問題 5.5】 定理 5.5 を用いて次の積分を求めよ.

(1) $\displaystyle\int\frac{1}{\sqrt{1-(2x)^2}}\,dx$ (2) $\displaystyle\int(x-1)^4\,dx$ (3) $\displaystyle\int\frac{1}{\sqrt{2x+1}}\,dx$ (4) $\displaystyle\int\frac{1}{3-x}\,dx$

(5) $\displaystyle\int_{0}^{\frac{\pi}{4}}\sin 2x\,dx$ (6) $\displaystyle\int e^{4x}\,dx$ (7) $\displaystyle\int_{0}^{\frac{\pi}{6}}\frac{1}{\cos^2\frac{\pi}{3}}\,dx$ (8) $\displaystyle\int_{0}^{2}\frac{1}{4+3x^2}\,dx$

【演習問題 5.6】 被積分関数に含まれる 2 次関数を因数分解または平方完成することによって, 定理 5.5 を使える形に変形し, 次の積分を求めよ.

(1) $\displaystyle\int_{0}^{2}\frac{1}{x^2-2x+2}\,dx$ (2) $\displaystyle\int_{-1}^{0}\frac{1}{\sqrt{1-2x-x^2}}\,dx$ (3) $\displaystyle\int_{2}^{4}\frac{1}{x^2+2x-3}\,dx$

【演習問題 5.7】 $t=0$ における血中薬物濃度を C_0, k は正の定数 (消失速度定数) とし, 時刻 t における血中薬物濃度 $C(t)$ が次の関数で表されているとする.

$$C(t)=C_0 e^{-kt}\quad(t\geq0)$$

$C(t)$ を時刻 t におけるある薬物の血中薬物濃度とするとき, 血中薬物濃度時間曲線下面積 (AUC) を広義積分で定義する.

$$AUC=\int_{0}^{\infty}C(t)\,dt$$

また, 個体がもつ薬物除去能力の指標である全身クリアランス (CL_{tot}) は, X_0 を時刻 $t=0$ における薬物投与量とするとき, 次の関係が成り立つことがわかっている.

$$CL_{tot}=\frac{X_0}{AUC}$$

CL_{tot} を X_0, C_0, k を用いて表せ.

全身クリアランスは第 6 章で再び登場します.

5-2-3　積分公式の拡張（特殊な商の形の関数の積分）────────●

積分の計算公式には，微分公式のような積の積分公式や商の積分公式といったものはありませんが，$\dfrac{f'(x)}{f(x)}$ の形をしている関数を機械的に積分する公式があります．

定理 5.6

$$\int \frac{f'(x)}{f(x)}dx = \log|f(x)| + C$$

注5）証明は，右辺の $\log|f(x)|$ を微分すれば直ちに左辺の被積分関数が出る．

【例題 5.9】 定理 5.6 を用いて次の積分を求めよ．

(1) $\displaystyle\int \frac{\cos x}{2+\sin x}dx$ 　　(2) $\displaystyle\int \tan x dx$ 　　(3) $\displaystyle\int_{-1}^{2} \frac{x-1}{x^2-2x+3}dx$

〈解答〉 (1) $f(x)=2+\sin x$, $f'(x)=\cos x$ として定理 5.6 を用いる．$2+\sin x>0$ より絶対値は外す．

$$\int \frac{\cos x}{2+\sin x}dx = \int \frac{(2+\sin x)'}{2+\sin x}dx = \log|2+\sin x| + C = \log(2+\sin x) + C$$

(2) $f(x)=\cos x$, $f'(x)=-\sin x$ として定理 5.6 を用いる．

$$\int \tan x dx = \int \frac{\sin x}{\cos x}dx = -\int \frac{-\sin x}{\cos x}dx = -\int \frac{(\cos x)'}{\cos x}dx = -\log|\cos x| + C$$

(3) $f(x)=x^2-2x+3$, $f'(x)=2(x-1)$ として定理 5.6 を用いる．$x^2-2x+3=(x-1)^2+2>0$ より絶対値が外れて $\log|x^2-2x+3|=\log(x^2-2x+3)$ であるから，

$$\int_{-1}^{2} \frac{x-1}{x^2-2x+3}dx = \frac{1}{2}\int_{-1}^{2} \frac{2(x-1)}{x^2-2x+3}dx = \frac{1}{2}\int_{-1}^{2} \frac{(x^2-2x+3)'}{x^2-2x+3}dx = \frac{1}{2}\left[\log(x^2-2x+3)\right]_{-1}^{2}$$

$$= \frac{1}{2}(\log 3 - \log 6) = -\frac{1}{2}\log 2$$

【演習問題 5.8】 定理 5.6 を用いて次の積分を求めよ．

(1) $\displaystyle\int \frac{x}{x^2+1}dx$ 　　(2) $\displaystyle\int_{0}^{\frac{\pi}{3}} \tan x dx$ 　　(3) $\displaystyle\int \frac{\sin x \cos x}{\sin^2 x+1}dx$ 　　(4) $\displaystyle\int_{0}^{\infty} \frac{e^{-x}}{4+e^{-x}}dx$

第 5 章 積分の基礎概念 119

5-3 置換積分と部分積分

5-3-1 不定積分を求めるということ

不定積分は，主に定積分（面積）を計算したり微分方程式（第 6 章で説明します）を解いたりするのに用います．この節ではまず，不定積分を求めることの難しさを微分演算と比較することによって再確認しましょう．

初等関数の微分は，少々面倒な部分もありますが，「基本関数の微分公式，和・差・積・商の微分公式，合成関数の微分公式」等を用いれば機械的にできます．また，そのようにして求めた導関数は，初等関数の組合せ（和・差・積・商・合成）になりましたね．

ところが，その逆演算である不定積分を求める作業は一筋縄ではいきません．これまでみてきたように，微分公式からつくった積分公式たち（定理 5.1〜5.6）に照らし合わせて求めるしかありません．それでは，積分したい関数が積分公式にない場合はどうしたらよいのでしょうか．その場合は，

・さらに詳しい積分公式集（図書館や書店に置いてある）の中から適当なものを探して求める

・被積分関数を適当に変形し既知の積分公式に帰着して不定積分を求める

等の方法があります．この節では，後者すなわち，積分公式にない関数を変形し，既知の積分公式に帰着するための代表的な方法を 2 つ（**置換積分法**と**部分積分法**）学びます．

しかし，実際には，不定積分を求めること自体が大変，いや不可能なことさえあります．このような場合は，不定積分を介さずにコンピュータを利用して近似的に定積分を計算する方法があります．これは**数値積分**といって，応用ではよく用いられる方法です．数値積分の基礎的なことについては，第 6 章で説明しますのでお楽しみに！

5-3-2 置換積分

(1) 置換積分（不定積分）

ここでは，**置換積分**という積分の計算方法を，例題を解くことによって身につけましょう．まず，置換積分の公式を紹介します．

定理 5.7 置換積分の公式 $x=g(t)$ が t の関数として微分可能であるとき，

$$\int f(x)dx = \int f(g(t))g'(t)dt$$

左辺と右辺を入れ替え，積分変数を取り換えると， $\displaystyle\int f(g(x))g'(x)dx = \int f(u)du$

置換積分の公式のイメージ

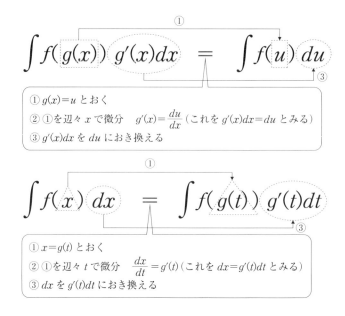

注6) この公式が成り立つ理由を簡単に説明しておく．$x=g(t)$ とおくと $f(x)=f(g(t))$．次に $y=F(x)=\int f(x)dx$ とおけば，x は t の関数だから $F(x)$ も t の関数．したがって合成関数の微分法より $\dfrac{dy}{dt}=\dfrac{dy}{dx}\cdot\dfrac{dx}{dt}=f(x)\cdot g'(t)=f(g(t))\cdot g'(t)$ だから，不定積分の定義より $y=\int f(g(t))\cdot g'(t)dt$．積分変数は何を使っても構わないので，積分変数を適当に取り換え，左辺と右辺を入れ替えると，$\int f(g(x))g'(x)dx=\int f(u)du$ を得る．

この公式は成り立つ理由が分かったところで使えなければ意味がないですし，また使わなければ意味も分かりません．次の例題を解くことによって理解しましょう．

【例題 5.10】 次の不定積分を（　）内の置換をすることによって求めよ．
(1) $\int \sin^4 x \cos x\, dx$ $(\sin x = t)$　(2) $\int x e^{-x^2} dx$ $(-x^2 = t)$

〈解答〉 (1) $\sin x = t$ とおき両辺を x で微分すると $\cos x = \dfrac{dt}{dx}$ であるから $\cos x\, dx$ を dt におき換えて

$$\int \boxed{\sin^4 x}\ \cos x\, dx = \int \boxed{t^4}\cdot dt = \frac{1}{5}t^5 + C = \frac{1}{5}(\sin x)^5 + C = \frac{1}{5}\sin^5 x + C \qquad■$$

(2) $-x^2 = t$ とおき両辺を x で微分すると $-2x = \dfrac{dt}{dx} \Leftrightarrow x = -\dfrac{1}{2}\cdot\dfrac{dt}{dx}$ であるから $x\,dx$ を $-\dfrac{1}{2}dt$ におき換えて

$$\int x e^{-x^2} dx = \int \boxed{e^{-x^2}}\ x\,dx = \int \boxed{e^t}\cdot -\frac{1}{2}\cdot dt = -\frac{1}{2}\int e^t dt = -\frac{1}{2}e^t + C = -\frac{1}{2}e^{-x^2} + C \qquad■$$

第 5 章　積分の基礎概念　　*121*

(2) 置換積分（定積分）

$f(x)$ の原始関数の 1 つを $F(x)$ とすれば，定積分は

$$\int_a^b f(x)dx = F(b) - F(a)$$

というように機械的に計算できますが，置換積分によって定積分を計算する場合，気をつけなければならないことがあります．それは，積分区間も同時に置換されるということです．

> **系5.8　定積分の置換積分**　$f(x)$ を連続関数とし，$x=\varphi(t)$ とおくとき，$\varphi(t)$ が微分可能かつ
>
> $\varphi'(t)$ が連続であって，t が $\alpha \to \beta$ と変化するのに対応して $x=\varphi(t)$ が $a \to b$ と変化するならば，
>
> $$\int_a^b f(x)dx = \int_\alpha^\beta f(\varphi(t))\varphi'(t)dt$$

【例題 5.11】 次の定積分を求めよ．ただし定数 $a>0$ とする．

(1) $\displaystyle\int_1^e \frac{\log x}{x}dx$ （$t=\log x$ と置換せよ）　　(2) $\displaystyle\int_0^a \sqrt{a^2-x^2}\,dx$ （$x=a\sin t$ と置換せよ）

〈解答〉 (1) $t=\log x$ とおくと，変数 x が 1 から e まで変化するとき，変数 t は x の変化に伴って $\log 1$ から $\log e$ まで，すなわち 0 から 1 まで変化する．このことを次のような表にすると，積分区間が分かりやすい．

x	$1 \to e$
t	$0 \to 1$

また，$t=\log x$ の両辺を x で微分すると，$\dfrac{dt}{dx}=\dfrac{1}{x}$ であるから，$\dfrac{1}{x}dx$ を dt におき換えると，

$$\int_1^e \frac{\log x}{x}dx = \int_1^e \log x \cdot \frac{1}{x}dx = \int_0^1 t \cdot dt = \left[\frac{1}{2}t^2\right]_0^1 = \frac{1}{2}$$

(2) $x=a\sin t$ とおくと，x が 0 から a まで変化するとき，t は x の変化に伴って 0 から $\dfrac{\pi}{2}$ まで変化する．

x	$0 \to a$
t	$0 \to \dfrac{\pi}{2}$

$x=a\sin t$ の両辺を t で微分すると，$\dfrac{dx}{dt}=a\cos t$ であるから，dx を $a\cos t\,dt$ におき換えると，

$$\int_0^a \sqrt{a^2-x^2}\,dx = \int_0^{\frac{\pi}{2}} \sqrt{a^2-(a\sin t)^2}\,a\cos t\,dt = \int_0^{\frac{\pi}{2}} a^2\sqrt{1-\sin^2 t}\cos t\,dt = a^2\int_0^{\frac{\pi}{2}}|\cos t|\cos t\,dt$$

積分区間 $[0, \frac{\pi}{2}]$ においては $\cos t \geq 0$ より絶対値を外し,次に三角関数の倍角公式を用いると,

$$a^2\int_0^{\frac{\pi}{2}}|\cos t|\cos t\,dt = a^2\int_0^{\frac{\pi}{2}}\cos^2 t\,dt = a^2\int_0^{\frac{\pi}{2}}\frac{1+\cos 2t}{2}\,dt = \frac{a^2}{2}\left[t+\frac{1}{2}\sin 2t\right]_0^{\frac{\pi}{2}} = \frac{\pi a^2}{4}$$ ■

〈(2) の別解〉 $y=\sqrt{a^2-x^2}$ は原点中心の半径 a の円周の上半分にある部分を表す式であるから,その 0 から a までの定積分は,第一象限にある 4 分の 1 の円の面積と一致する.したがって,

$$\int_0^a \sqrt{a^2-x^2}\,dx = \frac{1}{4}\cdot\pi a^2$$ ■

別解の図による説明

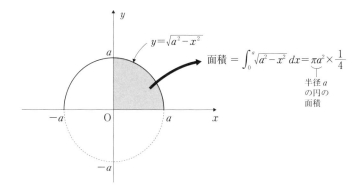

【演習問題 5.9】 次の定積分を求めよ.ただし定数 $a>0$ とする.

(1) $\int_0^2 x^2 e^{x^3}\,dx$ ($t=x^3$ と置換せよ)   (2) $\int_0^{\frac{\pi}{3}}\sin^3 x\cos x\,dx$ ($t=\sin x$ と置換せよ)

(3) $\int_0^a \frac{x}{\sqrt{a^2+x^2}}\,dx$ ($t=\sqrt{a^2+x^2}$ と置換せよ)

5-3-3 部分積分

次に,**部分積分法**の基本を身につけましょう.部分積分法は,被積分関数が $f'(x)g(x)$ とみることのできる積の形をしていて,かつ $f(x)g'(x)$ という関数が積分できるときに用いる積分法です.例えば,関数 xe^x は,$xe^x = x(e^x)'$ とみることができて,かつ $(x)'e^x = e^x$ は積分できるので,部分積分法を用いることができます.

この方法も,実例を出して問題を解きながら説明しましょう.まずは,部分積分法の公式を理

解してください．これは，積の関数の微分公式を積分の形に書き換えたものにすぎません．

定理 5.9　部分積分の公式

$$\int f'(x)g(x)dx = f(x)g(x) - \int f(x)g'(x)dx$$

注7）定理 5.9 の証明の概略．積の微分公式より，$\{f(x)g(x)\}' = f'(x)g(x) + f(x)g'(x)$．これを両辺積分して $f(x)g(x) = \int \{f'(x)g(x) + f(x)g'(x)\}dx = \int f'(x)g(x)dx + \int f(x)g'(x)dx.$

【例題 5.12】　次の関数を積分せよ．

(1) xe^x　　(2) $\log x$　　(3) $x^2 e^x$

〈解答〉　(1) $xe^x = x(e^x)'$ と書けるので，定理 5.9 において $f(x) = e^x, g(x) = x$ とすれば，

$$\int xe^x dx = \int (e^x)' x dx = e^x x - \int e^x(x)' dx = e^x x - \int e^x dx = e^x x - e^x + C$$　■

(2) 積の形をしていない関数も 1 をかけることによって部分積分を使えることがある．

$\log x = 1 \cdot \log x = (x)' \log x$ と書けるので，定理 5.9 において $f(x) = x$，$g(x) = \log x$ とすれば，

$$\int \log x dx = \int (x)' \log x dx = x \log x - \int x(\log x)' dx = x \log x - \int x \cdot \frac{1}{x} dx = x \log x - x + C$$　■

(3) $x^2 e^x = x^2(e^x)'$ と書けるので，定理 5.9 において $f(x) = e^x$，$g(x) = x^2$ とすれば，

$$\int x^2 e^x dx = \int (e^x)' x^2 dx = e^x x^2 - \int e^x(x^2)' dx = e^x x^2 - \int e^x \cdot 2x dx = e^x x^2 - 2\boxed{\int xe^x dx} + C$$

(1) の結果より，積分定数を C' として，$\boxed{\int xe^x dx = xe^x - e^x + C'}$ であるから，

$$\int x^2 e^x dx = e^x x^2 - 2\boxed{(xe^x - e^x + C')} + C = (x^2 - 2x + 2)e^x + C$$

最右辺で，積分定数 $-2C' + C$ を C とおきなおした．　■

部分積分の説明（どちらを微分とみるか迷ったら，2通りやってみよ！）

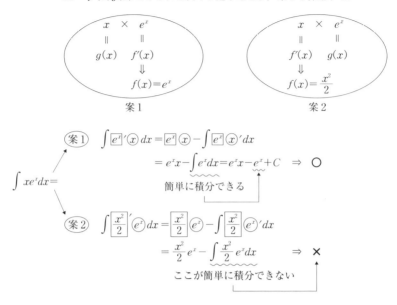

【演習問題 5.10】 次の関数を積分せよ．

(1) $x \sin x$　　(2) $(3x^2+1)\tan^{-1} x$　　(3) $\log(x^2+1)$

系 5.10　定積分の部分積分

$$\int_a^b f(x)g'(x)dx = [f(x)g(x)]_a^b - \int_a^b f'(x)g(x)dx$$

注8) 系 5.10 の証明の概略．積の微分公式：$\{f(x)g(x)\}' = f'(x)g(x) + f(x)g'(x)$ より，$f'(x)g(x) + f(x)g'(x)$ の原始関数が $f(x)g(x)$ であるから，微積分学の基本定理より

$$\int_a^b \{f'(x)g(x) + f(x)g'(x)\}dx = f(b)g(b) - f(a)g(a) = [f(x)g(x)]_a^b$$

定理 5.2（積分の線形性）より

$$\int_a^b f'(x)g(x)dx + \int_a^b f(x)g'(x)dx = [f(x)g(x)]_a^b$$

【例題 5.13】 次の定積分を求めよ．

(1) $\int_1^2 \log x \, dx$　　(2) $\int_0^1 \tan^{-1} x \, dx$　　(3) $\int_0^1 x e^{-x} dx$

〈解答〉 (1) $\log x = 1 \cdot \log x = (x)' \log x$ と書けるので，系 5.10 において $f(x) = \log x$, $g(x) = x$ とすれば，

$$\int_1^2 \log x\, dx = \int_1^2 (x)' \log x\, dx = [x \log x]_1^2 - \int_1^2 x(\log x)'\, dx$$

$$= 2\log 2 - \int_1^2 x \cdot \frac{1}{x}\, dx = 2\log 2 - [x]_1^2 = 2\log 2 - 1 \qquad \blacksquare$$

(2) $\tan^{-1} x = 1 \cdot \tan^{-1} x = (x)' \tan^{-1} x$ と書けるので，系 5.10 において $f(x) = \tan^{-1} x$, $g(x) = x$ とすればよい．下の計算で囲みの部分は定理 5.6 を用いた．

$$\int_0^1 \tan^{-1} x\, dx = \int_0^1 (x)' \tan^{-1} x\, dx = [x \tan^{-1} x]_0^1 - \int_0^1 x(\tan^{-1} x)'\, dx = \tan^{-1} 1 - \boxed{\int_0^1 \frac{x}{1+x^2}\, dx}$$

$$= \frac{\pi}{4} - \boxed{\frac{1}{2}\int_0^1 \frac{(1+x^2)'}{1+x^2}\, dx} = \frac{\pi}{4} - \boxed{\frac{1}{2}\cdot[\log(1+x^2)]_0^1} = \frac{\pi}{4} - \frac{1}{2}\log 2 \qquad \blacksquare$$

(3) $xe^x = x(e^x)'$ と書けるので，系 5.10 において $f(x) = x$, $g(x) = e^x$ とすれば，

$$\int_0^1 xe^x\, dx = \int_0^1 x(e^x)'\, dx = [xe^x]_0^1 - \int_0^1 (x)' e^x\, dx = e - \int_0^1 e^x\, dx = e - [e^x]_0^1 = 1 \qquad \blacksquare$$

【演習問題 5.11】 次の定積分を求めよ．

(1) $\displaystyle\int_0^\pi x \cos\frac{x}{2}\, dx$　　(2) $\displaystyle\int_1^2 x^3 \log x\, dx$　　(3) $\displaystyle\int_0^{\frac{\pi}{4}} \frac{x}{\cos^2 x}\, dx$

【演習問題 5.12】 $t=0$ における血中薬物濃度を C_0，k は正の定数（消失速度定数）とし，時刻 t における血中薬物濃度 $C(t)$ が次の関数で表されているとする．

$$C(t) = C_0 e^{-kt} \qquad (t \geq 0)$$

このとき，血中薬物濃度時間曲線下面積（AUC），1 次モーメント曲線下面積（AUMC），平均滞留時間（MRT），滞留時間の分散（VRT）を次の広義積分で定義する．

$$AUC = \int_0^\infty C(t)\, dt, \quad AUMC = \int_0^\infty t C(t)\, dt, \quad MRT = \frac{\int_0^\infty t C(t)\, dt}{\int_0^\infty C(t)\, dt}, \quad VRT = \frac{\int_0^\infty (t - MRT)^2 C(t)\, dt}{\int_0^\infty C(t)\, dt}$$

AUMC，MRT，VRT を C_0，k を用いて表せ．

ただし，k は任意の実数定数，a は 1 より大きい定数のとき $\displaystyle\lim_{x \to \infty} \frac{x^k}{a^x} = 0$ …（★）となることを用いてよい．

第6章

積分法の応用

　本書の最終章は，薬学の分野で最も重要な積分の応用である，**数値積分**と**微分方程式**の入門です．

　微分方程式というのは，導関数を含む方程式の総称です．例えば，「時間とともに変化するある物質量の変化速度がそのときの物質量に比例する」という現象は自然界でよくみられ，薬物の分解や放射性物質の崩壊などもこの法則に従っています．ある物質の時刻 t における量を $X=X(t)$ とするとき，その物質の消失速度は，変化率 $\dfrac{dX}{dt}$ にマイナスの符号を付けた関数で表され，比例定数を $k(>0)$ とすれば，この関係は次の微分方程式で表すことができます．

$$-\frac{dX}{dt}=kX$$

　薬学の分野では，時刻 t の血中薬物濃度を $C(t)$ として薬物の動きを想定したモデルがつくられ，そのモデルをもとに $\dfrac{d}{dt}C(t)=C'(t)$ との関係から様々な微分方程式が立てられます．微分方程式は薬物が体内でどう動くかを解析し，予測するための不可欠な道具なのです．

　一方，定積分を近似的な数値計算で求める方法が数値積分です．血中薬物濃度 $C(t)$ の次のような広義積分を血中薬物濃度時間曲線下面積（AUC）といいます．

$$AUC=\int_0^\infty C(t)dt$$

　これは薬学においては非常に重要な概念で，体内に取り込まれた総薬物量の指標となり，薬物の効果の目安と考えられます．AUC は，上の定義から分かるように縦軸に血中濃度 $C(t)$，横軸に時間をとってグラフを描いたときの曲線と横軸の間の囲まれた部分の面積ですから，曲線下の面積をある時間ごとに区切って，それぞれを近似的に台形と見なして面積を計算し全て足し合わせることによって求めることもできます．定積分は，不定積分を介さずに，こういった原始的な方法で近似的に求めることもできるのです．

　本章では薬学に登場する様々な概念が，微積分を通じて結びついていることを実感してほしいと思います．

6-1 数値積分の基礎

6-1-1 Introduction

この節では，はじめの方にちょっと手強い数式が出てきます．目的は，その数式自体をどうこうしようということではなく，数値積分の威力を実感するということです．まずは，次の問題を考えてみましょう．

【問1】 次の定積分の値を求めよ．

$$\int_0^1 \frac{1}{x^4+1} dx$$

定義に忠実に，原始関数 $F(x)$ を求めてから $F(1)-F(0)$ を計算する方針で行きましょう．気合いを入れつつストーリーを追ってみてください．

$$\frac{1}{x^4+1} = \frac{1}{(x^2+1)^2 - 2x^2} = \underbrace{\frac{1}{(x^2-\sqrt{2}x+1)(x^2+\sqrt{2}x+1)}}_{\text{分母を因数分解}}$$

$$= \underbrace{\frac{1}{2\sqrt{2}}\left(\frac{x+\sqrt{2}}{x^2+\sqrt{2}x+1} - \frac{x-\sqrt{2}}{x^2-\sqrt{2}x+1}\right)}_{\text{分母が2次式の分数関数の差に分解}} = \frac{1}{2\sqrt{2}}\left(\frac{\overbrace{\frac{1}{2}(2x+\sqrt{2})}^{(x^2+\sqrt{2}x+1)'\text{の定数倍}}+\frac{\sqrt{2}}{2}}{x^2+\sqrt{2}x+1} - \frac{\overbrace{\frac{1}{2}(2x-\sqrt{2})}^{(x^2-\sqrt{2}x+1)'\text{の定数倍}}-\frac{\sqrt{2}}{2}}{x^2-\sqrt{2}x+1}\right)$$

$$= \frac{1}{4\sqrt{2}}\left(\underbrace{\frac{(x^2+\sqrt{2}x+1)'}{x^2+\sqrt{2}x+1}}_{\text{定理5.6が使える形}} + \underbrace{\frac{\sqrt{2}}{\left(x+\frac{1}{\sqrt{2}}\right)^2 + \frac{1}{2}}}_{\text{定理5.4, 5.5が使える形}} + \underbrace{\frac{(x^2-\sqrt{2}x+1)'}{x^2-\sqrt{2}x+1}}_{\text{定理5.6が使える形}} + \underbrace{\frac{\sqrt{2}}{\left(x-\frac{1}{\sqrt{2}}\right)^2 + \frac{1}{2}}}_{\text{定理5.4, 5.5が使える形}}\right)$$

なかなか手強い変形ですが，こうしないと不定積分の公式が使えないので仕方がありません．この変形をもとに不定積分を計算すると，次のようになります．

$$\int \frac{1}{x^4+1} dx$$

$$= \frac{1}{4\sqrt{2}}\left(\log(x^2+\sqrt{2}x+1) + 2\tan^{-1}(\sqrt{2}x+1) - \log(x^2-\sqrt{2}x+1) + 2\tan^{-1}(\sqrt{2}x-1)\right) + C$$

被積分関数は $\dfrac{1}{x^4+1}$ という簡単な分数関数ですが，その不定積分はこのように非常に煩雑な

関数になってしまいました．さらに定積分を計算するには，この関数に 1 を代入した値から 0 を代入した値を引き算した値を計算しなければなりません．したがって，求める定積分は，

$$\int_0^1 \frac{1}{x^4+1}dx = \underbrace{\frac{1}{2\sqrt{2}}(\log(1+\sqrt{2}) + \tan^{-1}(\sqrt{2}+1) + \tan^{-1}(\sqrt{2}-1))}_{\text{値は求まったが，どれくらいの大きさなのか見当がつかない！}} \quad (6.1)$$

しかし，この値はどれくらいの大きさか全く見当もつかないので，関数電卓を使って値を求めると，次の値になります．

$$(6.1)\text{式の値} \approx \underbrace{0.86694697}_{\text{関数電卓で計算}}$$

さて，今求めた定積分の値は，x 軸，y 軸，曲線 $y = \dfrac{1}{x^4+1}$ と直線 $x=1$ で囲まれた部分の面積です．前章 5-1-1 項（定積分と面積）の**定積分の定義**に立ち戻れば，このような曲線で囲まれた部分の面積は，図形を限りなく細かい長方形に分割して足した値（極限値）と一致すると考えられ，その値を定積分と定義しました．つまり，原始関数を求める作業が大変な場合は，図形を面積が計算できる部分（長方形，三角形，台形等）に適当に分割して足し合わせて直接求める方が，近似的ではありますが効率的です．

$f(x) = \dfrac{1}{x^4+1}$ の定積分と数値積分のイメージ

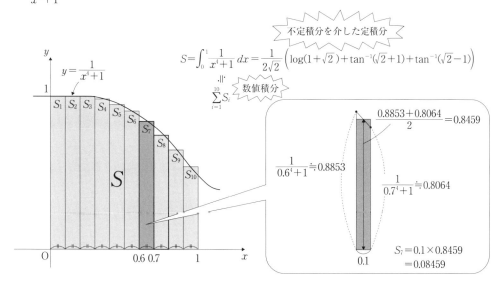

このように，定積分の計算方法については，原始関数を介さなくても，簡単な計算でその値をかなり良い精度で近似的に求める方法がいくつか考案されています．これが数値積分という方法で，この節ではその基礎的なものである**台形公式**，さらに精度の良い**シンプソンの公式**を紹介します．これまで，様々な積分公式や積分方法を勉強してきましたが，皮肉なことに，面積（定積分の値）を求めるには，電卓さえあれば，積分公式は何一つ使わずに計算できるのです！

6-1-2　台形公式

最も簡単な数値積分の1つとして，台形公式を紹介しましょう．ここで必要な知識は，中学校で習った台形の面積公式

$$台形の面積 = \frac{1}{2} \times (高さ) \times (上底 + 下底)$$

です．積分公式は使いません．まずは，次の例題を解きながら，説明しましょう．

【例題6.1】 次の定積分を積分区間を10等分して台形近似することにより計算せよ．

$$\int_0^1 \frac{1}{x^2+1} dx$$

〈解答〉 $[0,1]$区間を10等分した点を $x_0=0$，$x_1=\frac{1}{10}$，$x_2=\frac{2}{10}$，$\cdots$，$x_9=\frac{9}{10}$，$x_{10}=1$ とおき，$y_i=f(x_i)$，$f(x)=\frac{1}{x^2+1}$ と記号を定め，i番目の台形の面積を S_i とすれば，

$$S_i = \frac{1}{10}\left(\frac{y_{i-1}+y_i}{2}\right)$$

したがって，10個の台形を足し合わせれば，

$$\int_0^1 \frac{1}{x^2+1} dx \cong \sum_{i=1}^{10} S_i = \sum_{i=1}^{10} \frac{1}{10}\left(\frac{y_{i-1}+y_i}{2}\right) = \frac{1}{10}\left(\frac{y_0+y_{10}}{2} + y_1 + y_2 + \cdots + y_9\right) \tag{6.2}$$

というように，定積分の値は近似的に計算できる．具体的に計算すると（単なる力技なので，電卓で計算する），

$$y_0=1,\ y_1=0.990099,\ y_2=0.961538,\ y_3=0.917431,\ y_4=0.862069,\ y_5=0.800000,$$
$$y_6=0.735294,\ y_7=0.671141,\ y_8=0.609756,\ y_9=0.552486,\ y_{10}=0.500000,$$

これらを（6.2）式に代入すると，

$$\int_0^1 \frac{1}{x^2+1} dx \cong \frac{1}{10}\left(\frac{1+0.5}{2} + 0.990099 + 0.961538 + \cdots + 0.552486\right) = 0.784982$$

例題 6.1 の説明図

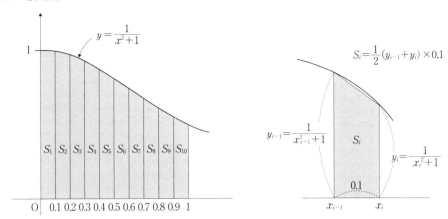

実は，例題 6.1 の積分に関しては，原始関数が公式より直ちに求まるので，定積分の真の値は簡単に求まります．

$$\int_0^1 \frac{1}{x^2+1}dx = [\tan^{-1} x]_0^1 = \tan^{-1} 1 = \frac{\pi}{4} = 0.785398$$

例題 6.1 で求めた近似との誤差は，$|0.784982 - 0.785398| < 0.0005$ より，真の値との差が 0.0005 を超えない程度の精度だということが分かります．10 分割という粗い近似にも関わらず，結構良い近似になっていますね．もちろん，さらに分割を増やせばもっと良い近似になります．この考え方を一般化してみましょう．

非負の関数 $y=f(x)$ が区間 $[a, b]$ で定義されているとします．この区間を n 等分した分点を

$$a=x_0, \ x_1=a+h, \ x_2=a+2h, \ \cdots, \ x_n=a+nh \ (=b) \ \text{ここで，} \ h=\frac{b-a}{n}$$

とします．例題 6.1 のように n 個の台形をつくり，i 番目の台形の面積を S_i とすれば

$$S_i = \left(\frac{y_{i-1}+y_i}{2}\right)h \quad \text{ここで，} \ y_i=f(x_i)$$

すると次の近似式（台形公式）が成り立ちます．

$$\begin{aligned}
\int_a^b f(x)dx &\cong \sum_{i=1}^n S_i = \sum_{i=1}^n \left(\frac{y_{i-1}+y_i}{2}\right)h \\
&= \frac{b-a}{n}\left(\frac{y_0+y_1}{2} + \frac{y_1+y_2}{2} + \cdots + \frac{y_{n-2}+y_{n-1}}{2} + \frac{y_{n-1}+y_n}{2}\right) \\
&= \frac{b-a}{n}\left(\frac{y_0+y_n}{2} + y_1 + y_2 + \cdots + y_{n-1}\right)
\end{aligned}$$

定理 6.1 台形公式の説明

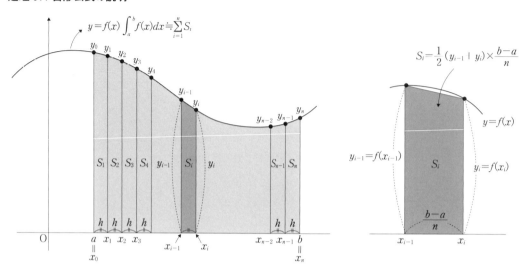

定理 6.1　台形公式

$$\int_a^b f(x)dx \cong \frac{b-a}{n}\left(\frac{y_0+y_n}{2}+y_1+y_2+\cdots+y_{n-1}\right)$$

次の例題は，例題 6.1 とほとんど同じですが，定理 6.1 を用いて機械的に定積分を求める練習としてやってみましょう．

【例題 6.2】　上の台形公式を用いて次の定積分の近似値を求めよ．$n=5$ でやってみよ．

$$\int_0^1 \frac{1}{x^4+1}dx$$

〈解答〉　定理 6.1 において

$$f(x)=\frac{1}{x^4+1},\ \ a=0,\ \ b=1,\ \ n=5$$

とすれば，

$$\int_0^1 \frac{1}{x^4+1}dx \cong \frac{1}{5}\left(\frac{y_0+y_5}{2}+y_1+y_2+y_3+y_4\right) \tag{6.3}$$

ここで，

$$0=x_0,\ \ x_1=\frac{1}{5}=0.2,\ \ x_2=\frac{2}{5}=0.4,\ \ x_3=\frac{3}{5}=0.6,\ \ x_4=0.8,\ \ x_5=\frac{5}{5}=1\ \ \ ここで，h=\frac{1}{5}$$

より，小数点以下 7 位を四捨五入した y_i の値をそれぞれ計算すると，

$$y_0 = \frac{1}{x_0{}^4+1} = 1.0, \quad y_1 = \frac{1}{x_1{}^4+1} = \frac{1}{0.2^4+1} = 0.998403, \quad y_2 = \frac{1}{x_2{}^4+1} = \frac{1}{0.4^4+1} = 0.975039$$

$$y_3 = \frac{1}{x_3{}^4+1} = \frac{1}{0.6^4+1} = 0.885269, \quad y_4 = \frac{1}{x_4{}^4+1} = \frac{1}{0.8^4+1} = 0.709421, \quad y_5 = \frac{1}{x_5{}^4+1} = 0.5$$

これらの値を（6.3）式に代入すると，

$$\int_0^1 \frac{1}{x^4+1}dx \cong \frac{1}{5}\left(\frac{1+0.5}{2}+0.998403+0.975039+0.885269+0.709421\right) \cong 0.8636264$$

6-1-1 項で計算した（原始関数を求めてから計算した正確な）値は 0.86694697 でした．例題 6.2 で台形公式を用いた近似値との誤差は 0.004 未満です．分割をさらに細かくすると当然近似は良くなります．

【演習問題 6.1】 定理 6.1 の台形公式を用いて $n=10$ として次の定積分の近似値を求めよ．そして，例題 6.2 で求めた値と比較せよ．

$$\int_0^1 \frac{1}{x^4+1}dx$$

【演習問題 6.2】 例題 6.2 の定積分の近似値を，図のように $[0,1]$ 区間を 5 等分した小区間の中点を高さとする 5 個の小長方形の和で近似することによって求めよ．

例題 6.2 と演習問題 6.2 の説明

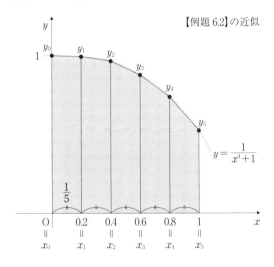
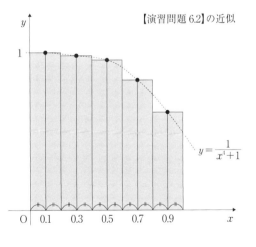

6-1-3 シンプソンの公式

　台形公式は，関数 $f(x)$ のグラフを折れ線で代用して定積分を近似したものでした．これに対して，$f(x)$ のグラフを小区間ごとにフィットする 2 次関数の曲線で置き換えて近似することもできます．実は後者の方が精密に定積分を近似することができるということが分かっており，この近似法で使う計算式をシンプソンの公式といいます．証明法は，ラグランジュの補間法という未履修の数学の道具を用いるので省略します．数値積分の公式は他にも様々なものがあります．数値積分がどんなものか大まかに理解し使ってみるというのがここでの目的です．

定理 6.2　シンプソンの公式

区間 $[a, b]$ を $2n$ 等分して，各分点を次のようにおく．

$$a = x_0,\ x_1 = a+h,\ x_2 = a+2h,\ \cdots,\ x_{2n} = a+2nh\ (=b) \quad \text{ただし}\quad h = \frac{b-a}{2n}$$

また，$y_0 = f(x_0),\ y_1 = f(x_1),\ \cdots,\ y_{2n} = f(x_{2n})$ とするとき，次の近似式が成り立つ．

$$\int_a^b f(x)dx \cong \frac{b-a}{6n}(y_0 + y_{2n} + 4(y_1 + y_3 + \cdots + y_{2n-1}) + 2(y_2 + y_4 + \cdots + y_{2n-2}))$$

シンプソンの公式の説明（4 等分，$n=2$ の場合）

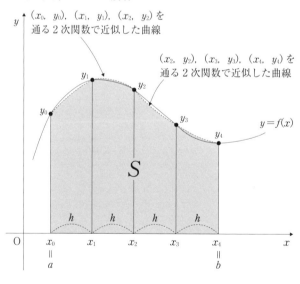

（$n=2$ を公式に代入）
$$S = \frac{h}{3}\{y_0 + y_4 + 4(y_1 + y_3) + 2y_2\}$$

第 6 章　積分法の応用　**135**

【例題 6.3】 次の定積分の近似値を，$n=3$ としてシンプソンの公式を用いて計算せよ．

$$\int_0^1 \frac{1}{x^4+1}dx$$

〈解答〉 定理 6.2 において

$$f(x)=\frac{1}{x^4+1}, \quad a=0, \quad b=1, \quad n=3$$

とすれば，

$$\int_0^1 \frac{1}{x^4+1}dx \cong \frac{1}{6\cdot3}(y_0+y_6+4(y_1+y_3+y_5)+2(y_2+y_4)) \tag{6.4}$$

ここで，

$$x_0=0, \quad x_1=\frac{1}{6}, \quad x_2=\frac{2}{6}, \quad x_3=\frac{3}{6}, \quad x_4=\frac{4}{6}, \quad x_5=\frac{5}{6}, \quad x_6=\frac{6}{6}=1$$

より，

$$y_0=\frac{1}{0^4+1}=1, \quad y_1=\frac{1}{\left(\frac{1}{6}\right)^4+1}=0.999229, \quad y_2=\frac{1}{\left(\frac{2}{6}\right)^4+1}=0.987805, \quad y_3=\frac{1}{\left(\frac{3}{6}\right)^4+1}=0.941176$$

$$y_4=\frac{1}{\left(\frac{4}{6}\right)^4+1}=0.835052, \quad y_5=\frac{1}{\left(\frac{5}{6}\right)^4+1}=0.674649, \quad y_6=\frac{1}{\left(\frac{6}{6}\right)^4+1}=0.5$$

これらを（6.4）式に代入して

$$\int_0^1 \frac{1}{x^4+1}dx \cong \frac{1}{6\cdot3}(1+0.5+4(0.999229+0.941176+0.674649)+2(0.987805+0.835052))$$

$$\fallingdotseq 0.8669961$$

　6 等分の近似（$n=3$）であるのにも関わらず，誤差は $|\underbrace{0.86694697}_{真の値}-\underbrace{0.8669961}_{近似値}|<0.00005$ となります．かなり精度が良いことが分かりますね．

【演習問題 6.3】 $n=5$ としてシンプソンの公式を用いて次の定積分の近似値を求めよ．

$$\int_0^1 \frac{1}{x^2+1}dx$$

6-1-4　薬学への応用

第 5 章から度々登場している**血中薬物濃度時間曲線下面積（AUC）**

$$AUC = \int_0^\infty C(t)dt$$

を，データから数値積分で求める方法を考えましょう．

【例題 6.4】 次のデータはある薬物を経口投与した後の血漿中薬物濃度 $C(t)$ を経時的に測定したデータである．横軸に時間をとり，血漿中薬物濃度の時間変化のグラフの概形を描き，AUC を求めよ．ただし，測定を中止した 24 時間以降の積分については，次の推定値[*]を用いよ．

$$\int_{24}^\infty C(t)dt = 6.722$$

[*]この推定値は，データの血漿中薬物濃度を片側対数プロットしたときの終わりの直線部分の勾配から算出した．

t[時間]	0	1	2	3	4	5	6	8	10	12	15	24
$C(t)$[μg/mL]	0	2.28	3.69	5.52	5.52	5.08	4.91	4.10	3.38	3.33	2.66	0.80

〈解答〉 グラフの概形は次のようになる．

この曲線の下の部分の面積を求めるには曲線のグラフの方程式が分からないので，不定積分を求めることはできない．したがって，まずは $\int_0^{24} C(t)dt$ の値（に相当する面積）を 11 個の台形（両端は三角形）に分割して，それぞれの面積を足し合わせることによって近似的に求める．投与後の時間と血中薬物濃度を組にして，順に

例題 6.4 のグラフと説明

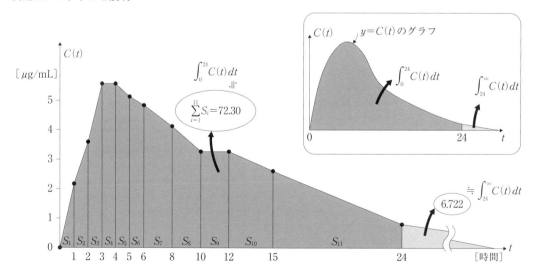

$$(x_0, y_0) = (0,0), \quad (x_1, y_1) = (1,2.28), \quad \cdots, \quad (x_{11}, y_{11}) = (24, 0.80)$$

とし，左から順に分割した台形または三角形の面積を S_1，S_2，$\cdots$，S_{11} とする．

$$S_i = \left(\frac{y_{i-1} + y_i}{2} \right)(x_i - x_{i-1}) \quad (i = 1, 2, \cdots, 11)$$

より求める面積のうち 11 個の台形と三角形の和は

$$\sum_{i=1}^{11} S_i = \frac{1}{2} \sum_{i=1}^{11} (y_{i-1} + y_i)(x_i - x_{i-1})$$

$$= \frac{1}{2} \{ (y_0 + y_1)(x_1 - x_0) + (y_1 + y_2)(x_2 - x_1) + \cdots + (y_{10} + y_{11})(x_{11} - x_{10}) \}$$

$$= \frac{1}{2} \{ (0 + 2.28) \cdot 1 + (2.28 + 3.69)(2 - 1) + (3.69 + 5.52)(3 - 2) + (5.52 + 5.52)(4 - 3)$$

$$+ (5.52 + 5.08)(5 - 4) + (5.08 + 4.91)(6 - 5) + (4.91 + 4.10)(8 - 6)$$

$$+ (4.10 + 3.38)(10 - 8) + (3.38 + 3.33)(12 - 10) + (3.33 + 2.66)(15 - 12)$$

$$+ (2.66 + 0.80)(24 - 15) \}$$

$$= \frac{1}{2} (2.28 + 5.97 + 9.21 + 11.04 + 10.6 + 9.99 + 9.01 \times 2 + 7.48 \times 2 + 6.71 \times 2 + 5.99 \times 3 + 3.46 \times 9)$$

$$= 72.30 \quad [\mu g \cdot 時間/mL]$$

であるから，

$$AUC = \int_0^\infty C(t)dt = \int_0^{24} C(t)dt + \int_{24}^\infty C(t)dt \fallingdotseq 72.30 + 6.722 = 79.022 \quad [\mu g \cdot 時間/mL]$$

【演習問題 6.4】　薬学の分野において重要な概念に，1 次モーメント曲線下面積（AUMC），平均滞留時間（MRT）がある．これらは，次の広義積分で定義される．ここで，$C(t)$ は時刻 t におけるある薬物の血漿中薬物濃度とする．

$$AUMC = \int_0^\infty tC(t)dt, \quad MRT = \frac{\int_0^\infty tC(t)dt}{\int_0^\infty C(t)dt}$$

例題 6.4 のデータにもとづいて，台形公式によって $AUMC$，MRT を計算せよ．ただし，測定を中止した 24 時間以降の積分については，次の推定値を用いよ．

$$\int_{24}^\infty tC(t)dt = 217.84$$

6-2 微分方程式の基礎

6-2-1 死亡推定時刻を求める

この節では，薬学においてしばしば登場する**微分方程式**の基礎的な考え方を紹介します．まずは，ちょっと物騒な問題ですが次の例題を考えてみましょう．微分方程式の最も簡単な例ですが，今まで学んだ知識で解くことができます．

【問 2】 午後 11 時 50 分，ある冬の日に駐車場で男性の遺体が発見された．この日は曇りで外気温の変化はほとんどなく 5℃ であった．遺体発見時に直ちに体温を測定したら 33℃ であったが，1 時間経過後，もう一度体温を測定したところ 30℃ に下がったという．外気にさらされた物体の冷却速度は外気温とその物体の温度との差に比例する（物理の法則）ことが分かっている．この男性の平時の体温を 36℃ と仮定して，死亡推定時刻を求めよ．

まず，時刻 t とともに体温は変化する（常識的に考えて上がることはなく，下がると考えられます）ので，体温は t の単調減少関数で表されます．しかし，どんな関数か分からないので，体温を表す関数を $T(t)$ とおきましょう．$T(t)$ の式が具体的に分かれば，問題の条件から死亡推定時刻が求められそうですね．計算をしやすくするため死亡推定時刻を $t=0$ とし，s 時間後に遺体が発見されたとします．平時の体温が 36℃ より

$$T(0)=36 \tag{6.5}$$

また，遺体発見時（s 時間後）に直ちに体温を測定したら 33℃ であったことより，

$$T(s)=33 \tag{6.6}$$

さらに，その 1 時間経過後にもう一度測定した体温が 30℃ であったことより

$$T(s+1)=30 \tag{6.7}$$

さて，体温の時間に対する変化率は，導関数の定義を思い出せば，$T(t)$ の導関数 $\dfrac{d}{dt}T(t)=T'(t)$ で表されましたね．この場合，$-\dfrac{d}{dt}T(t)$ は外気にさらされた物体が冷却する速さ（冷却速度）と考えられます．$T(t)$ は減少することは分かっているので $\dfrac{d}{dt}T(t)<0$ となることに注意しましょう．問題文中にある，外気にさらされた物体の冷却速度 $-\dfrac{d}{dt}T(t)$ は，外気温 5℃ とその物体の温度 $T(t)$ との差：$(T(t)-5)$ に比例するという物理の法則より，比例定数を $k(>0)$ とすれば

$$-\frac{d}{dt}T(t)=k(T(t)-5) \tag{6.8}$$

(6.8) 式のような，未知の関数とその導関数を含む方程式を**微分方程式**といいます．この問題の

ポイントは $T(t)$ の式を (6.8) 式から具体的に求めることで，関数 $T(t)$ が決まれば，(6.5)，(6.6)，(6.7) 式より定数 s の値が求まります．そして遺体発見時刻の 11 時 50 分から s（時間）を引いた時間が死亡推定時刻です．

状況から考えて，関数 $y=T(t)$ のグラフの概形は時刻 t に対して狭義単調減少の曲線で，体温 $T(t)$ が外気温より下がることは考えられないので，t の値を大きくすると限りなく直線 $y=5$ に近づいていくことは予想できますね．

微分方程式の説明

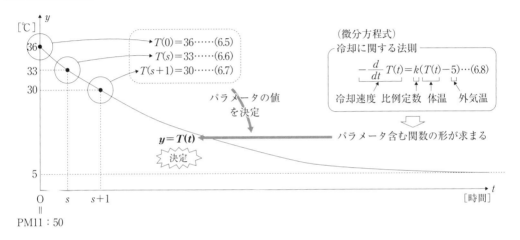

(6.8) 式で $T(t)=y$ と書き換えると

$$\frac{dy}{dt}=-k(y-5) \quad \Leftrightarrow \quad \frac{1}{y-5}\frac{dy}{dt}=-k$$

さらに両辺を t で積分すれば，

$$\int \frac{1}{y-5}\frac{dy}{dt}dt=\int -k\,dt$$

合成関数微分の公式にならって形式的に微分記号を約分すると（本当は約分ではないが！）

$$\int \frac{1}{y-5}\,dy=-k\int 1\cdot dt \tag{6.9}$$

積分公式より，C_1 を積分定数として

$$\int \frac{1}{x-5}dx=\log|x-5|+C_1 \underset{\text{構わない}}{\overset{\text{変数は何でも}}{\Leftrightarrow}} \int \frac{1}{y-5}dy=\log|y-5|+C_1 \quad (=(6.9) 式の左辺) \tag{6.10}$$

同様に，C_2 を積分定数として

$$-k\int 1\cdot dt=-kt+C_2 \quad (=(6.9) 式の右辺)$$

そうすると，(6.9) 式は　$C_2-C_1=C$ とおきなおせば

$$\log|y-5|=-kt+C$$

ここで $y=T(t)>5$ と考えて良いから絶対値は外し，みやすくするために $e^C=A$ とおきなおすと，

$$\log(T(t)-5)=-kt+C \quad \Leftrightarrow \quad T(t)-5=e^{-kt+C}=Ae^{-kt}$$

$$\therefore\ T(t)=Ae^{-kt}+5 \tag{6.11}$$

(6.5) 式より，$T(0)=Ae^0+5=36$　$\therefore A=31$．よって，(6.11) 式に代入して

$$T(t)=31e^{-kt}+5 \tag{6.12}$$

この式と (6.6)，(6.7) 式より

$$T(s)=31e^{-ks}+5=33 \quad \Leftrightarrow \quad 31\,e^{-ks}=28 \tag{6.13}$$

$$T(s+1)=31e^{-k(s+1)}+5=30 \quad \Leftrightarrow \quad 31\,e^{-ks}e^{-k}=25 \tag{6.14}$$

辺々 (6.14)÷(6.13) とすれば，$e^{-k}=\dfrac{25}{28}$ より $(e^{-k})^t=\left(\dfrac{25}{28}\right)^t$ となって，これを (6.12) 式に代入すれば，

$$T(t)=31\left(\frac{25}{28}\right)^t+5 \tag{6.15}$$

以上より，(6.15) 式が求める関数となります．s を求めるには，再び (6.6) 式より，

$$T(s)=31\left(\frac{25}{28}\right)^s+5=33 \quad \Leftrightarrow \quad \left(\frac{25}{28}\right)^s=\frac{28}{31}$$

$$\therefore s=\log_{\frac{25}{28}}\frac{28}{31}=\frac{\log_{10}\dfrac{28}{31}}{\log_{10}\dfrac{25}{28}}=\frac{\log_{10}28-\log_{10}31}{\log_{10}25-\log_{10}28}\fallingdotseq\underset{\text{関数電卓で計算}}{\underline{0.898[時間]}}\fallingdotseq 53.88[分]$$

これより，およそ 54 分後に発見されたことになるので，死亡推定時刻は，午後 11 時 50 分より 54 分前の大体午後 10 時 56 分ということが分かりました！

6-2-2　微分方程式

未知の関数 $y=f(x)$ があって，その導関数 y' が方程式

$$y'=x^2 \tag{6.16}$$

を満たすとき，x^2 の不定積分を計算すれば $y=f(x)$ は求まります．この場合，定数 C として

$$y=f(x)=\frac{1}{3}x^3+C \tag{6.17}$$

となります．(6.16) 式は未知の関数 $y=f(x)$ に対して導関数 y' を含む方程式になっていますが，これを一般的に考えたものが微分方程式です．関数 $y=f(x)$ とその導関数 y'，y''，… 等を含む方程式を**微分方程式**といいます．例えば，

$$y'+y=e^{-x} \tag{6.18}$$

$$y''-y'-6y=0 \tag{6.19}$$

などは微分方程式の例です．(6.18)，(6.19) 式のような微分方程式をそれぞれ **1 階，2 階微分方程式**といいます．n 階までの導関数を含む微分方程式を **n 階微分方程式**といいます．

微分方程式を満たす未知の関数を求めることを**微分方程式を解く**といい，微分方程式を満たす関数を**微分方程式の解**といいます．普通の代数方程式を解くというのは，方程式を満足するような**未知数の値**を求めることですが，微分方程式の場合は，方程式を満足するような**未知の関数**を求めるということに注意しましょう．

ここで，微分方程式 (6.16) の解は (6.17) 式であり，この微分方程式を解くのに不定積分を用いました．ところが，微分方程式 (6.16) の解は定数 C の値が決まっていないので，ただ 1 つに決まったわけではなく，その解を図示すると次のような無数の曲線群になります．

特殊解と一般解

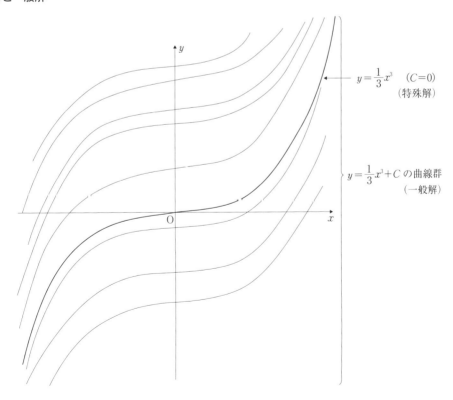

一般に，微分方程式の解は (6.17) 式の場合の C のような，任意の定数を含んでいます．この形の解を**一般解**といいます．一般解に含まれる任意の定数に特定の値を代入した解を**特殊解**といいます．例えば，微分方程式 (6.16) に加えて

$$x=0 \text{ のとき } y=0 \quad (\text{同じことであるが，} f(0)=0) \tag{6.20}$$

という条件がついた場合，C の値は

$$0=\frac{1}{3}0^3+C \quad \Leftrightarrow \quad C=0$$

となるので，特殊解は，

$$y=f(x)=\frac{1}{3}x^3$$

となります．(6.20) 式のような条件を**初期条件**といいます．

【例題 6.5】 次の 2 階微分方程式を初期条件 (6.21)，(6.22) のもとで解け．

$$y''=6x$$
$$x=0 \text{ のとき } y=0 \tag{6.21}$$
$$x=1 \text{ のとき } y=1 \tag{6.22}$$

〈解答〉 $y''=(y')'=6x$ より，C_1，C_2 を任意の定数として，

$$y'=\int 6xdx=3x^2+C_1$$

$$\therefore y=\int(3x^2+C_1)dx=x^3+C_1x+C_2 \tag{6.23}$$

(6.21) 式を (6.23) 式に代入して，　$0=0+0+C_2$ より $C_2=0$ だから，

$$y=x^3+C_1x \tag{6.24}$$

(6.22) 式を (6.24) 式に代入して，　$1=1+C_1$ より $C_1=0$ であるから，特殊解は

$$y=x^3$$

問 2 や例題 6.5 で扱った微分方程式は，**変数分離型**というタイプで，最も簡単な微分方程式です．これは，左辺は y の式，右辺は x の式というように，形式的に変数を分離できるタイプであるということから来る名称です．例えば，6-2-1 節で (6.8) 式は $y=T(t)$ と書き換えて次の式が出てきました．

$$\frac{dy}{dt} = -k(y-5)$$

この式を形式的に変形して（$\frac{dy}{dt}$ は分数ではないが，分数とみなして分母を払ったりするということ），左辺は y だけ，右辺は t だけを含むようにすると（この変形を**変数を分離する**という），

$$\underbrace{\frac{1}{y-5}dy}_{y\,\text{だけ含む}} = \underbrace{-kdt}_{t\,\text{だけ含む}}$$

この両辺に形式的に $\int$ 記号をつけると，左辺，右辺がそれぞれ積分変数 y, t の不定積分

$$\underbrace{\int \frac{1}{y-5}dy}_{\text{原始関数は}\log|y-5|} = -k \underbrace{\int 1 dt}_{\text{原始関数は}t}$$

となって，両辺ともに積分公式から原始関数が求められ，諸条件から（6.11）式のような解が得られるというタイプのものです．

変数分離型に関してもう少し練習をしておきましょう．

【例題 6.6】 次の微分方程式を解け．初期条件のついているものは特殊解を求めよ．

(1) $\dfrac{dy}{dx} = 2xy$　　(2) $\dfrac{dy}{dx} - y = -3xy$ （$x=0$ のとき $y=1$）

〈解答〉 (1) x の式は右辺，y の式は左辺に移動する．

$$\frac{dy}{dx} = 2xy \quad \Leftrightarrow \quad \frac{1}{y}\cdot\frac{dy}{dx} = 2x$$

形式的に両辺に dx をかけると

$$\frac{1}{y}dy = 2xdx \quad （変数が分離された）$$

この両辺を積分すると

$$\underbrace{\int \frac{1}{y}dy}_{\text{原始関数は}\log|y|} = \underbrace{\int 2xdx}_{\text{原始関数は}x^2}$$

これより，C を任意定数として

$$\log|y| = x^2 + C \quad \Leftrightarrow \quad |y| = e^{x^2+C} = e^{x^2}e^C \quad \Leftrightarrow \quad y = \pm e^C e^{x^2}$$

ここで，$\pm e^C$ は定数なので，表現を簡潔にするため C とおきなおせば，一般解は

$$y = Ce^{x^2}$$

(2) x の式は右辺, y の式は左辺に移動する.

$$\frac{dy}{dx} - y = -3xy \quad \Leftrightarrow \quad \frac{dy}{dx} = y(1+3x) \Leftrightarrow \quad \frac{1}{y} \cdot \frac{dy}{dx} = 1+3x$$

形式的に両辺に dx をかけて

$$\frac{1}{y}dy = (1+3x)dx \quad （変数が分離された）$$

両辺を積分すると

$$\underbrace{\int \frac{1}{y}dy}_{原始関数は \log|y|} = \underbrace{\int (1+3x)dx}_{原始関数は x+\frac{3}{2}x^2}$$

これより, C を任意定数として

$$\log|y| = x + \frac{3}{2}x^2 + C \quad \Leftrightarrow \quad |y| = e^{x+\frac{3}{2}x^2+C} = e^{x+\frac{3}{2}x^2}e^C \quad \Leftrightarrow \quad y = \pm e^C e^{x+\frac{3}{2}x^2}$$

ここで, $\pm e^C$ をあらためて C とおきなおせば, 一般解は

$$y = Ce^{x+\frac{3}{2}x^2}$$

また, $x=0$ のとき $y=1$ であるから,

$$1 = Ce^0 = C$$

よって, 特殊解は,

$$y = e^{x+\frac{3}{2}x^2}$$

　微分方程式は様々なタイプがありますが, 本書では微分方程式の入門という位置づけで, 変数分離型という最も基本的なものを紹介しました. もう少し勉強したい人は, 微積分の教科書が数多く市販されていますので参照してください.

6-2-3　薬学に登場する微分方程式と応用 ────────●

(1) 微分型速度式

　ここでは, 薬学の分野で登場する基本的な微分方程式を紹介します. 次の例題 6.7 の (1), (2), (3) の形の微分方程式を, それぞれ 0 次反応, 1 次反応, 2 次反応の微分型速度式といいます.

【例題 6.7】　次の微分方程式の一般解を求めよ. ただし, $k_i > 0$　$(i=1,2,3)$ はあらかじめ与えられた定数とする.

(1)　$-\dfrac{dy}{dt} = k_1$　　　(2)　$-\dfrac{dy}{dt} = k_2 y$　　　(3)　$-\dfrac{dy}{dt} = k_3 y^2$

第 6 章　積分法の応用　**145**

〈解答〉　(1)　$\dfrac{dy}{dt}=y'$ より $y'=-k_1$ であるから C を任意の定数として

$$y=\int -k_1 dt=-k_1 t+C$$

(2)　まず，次のように変形する．

$$-\dfrac{dy}{dt}=k_2 y\quad\Leftrightarrow\quad\dfrac{1}{y}\cdot\dfrac{dy}{dt}=-k_2$$

形式的に両辺に dt をかけて積分し，C を任意の定数とすれば，

$$\int\dfrac{1}{y}dy=\int(-k_2)dt\quad\Leftrightarrow\quad\log|y|=-k_2 t+C\quad\Leftrightarrow\quad|y|=e^{-k_2 t+C}$$

$$\therefore\ y=\pm e^{-k_2 t+C}=\pm e^C e^{-k_2 t}$$

ここで $\pm e^C=C$ とおきなおせば，一般解は，

$$y=Ce^{-k_2 t}$$

(3)　まず，次のように変形する．

$$-\dfrac{dy}{dt}=k_3 y^2\quad\Leftrightarrow\quad\dfrac{1}{y^2}\cdot\dfrac{dy}{dt}=-k_3$$

形式的に両辺に dt をかけて積分し，C を任意の定数とすれば

$$\int\dfrac{1}{y^2}dy=-k_3\int 1 dt\quad\Leftrightarrow\quad -\dfrac{1}{y}=-k_3 t+C$$

$$\therefore\ y=\dfrac{1}{k_3 t-C}$$

(2) 全身クリアランスと AUC～結びに変えて

　薬学の分野では，**全身クリアランス（CL_{tot}）**という概念が登場します．CL_{tot} は，ある一定の時間に薬物が代謝・排泄される量を体積に換算したもので，薬物を体外に排出する能力を表す指標となっています．例えば，$CL_{tot}=1.0[\text{mL}/分]$というのは，1 分間に 1.0 mL の容積に含まれる薬物が消滅することを表します　さらにこのとき，血中濃度 $C(t)$ が $2.0[\text{mg/mL}]$ だとすると，1 分間に 2 mg の薬物が消滅したことになるので，薬物の消失速度は $1.0\times 2.0=2.0[\text{mg}/分]$ となります．つまり，

$$CL_{tot}\times C(t)=消失速度 \tag{6.25}$$

（単位に注目すれば，$[\text{mL}/分]\times[\text{mg/mL}]=[\text{mg}/分]$）

という関係があります．

全身クリアランスの説明

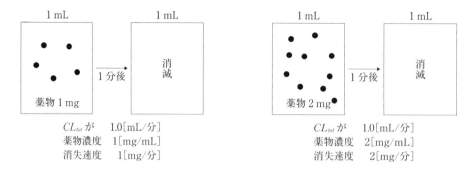

体内に投与された薬物は，吸収・分布・代謝・排泄によって時間とともに減少していきます．その薬物の消失速度(=薬物量の変化率$-\dfrac{dX}{dt}$)は，そのとき体内にある薬物量 $X=X(t)$ に比例することが知られています．この関係は，k を正の定数として，次の微分方程式で表すことができます．

$$-\frac{dX}{dt}=kX \tag{6.26}$$

(6.25) 式に (6.26) 式を代入すると

$$CL_{tot}\times C(t)=kX(t) \tag{6.27}$$

(6.27) 式は $X(t)$，$C(t)$ を含みますが，体内薬物量 $X(t)$ が増えれば血中薬物濃度 $C(t)$ は増え，これらは正比例関係にあります．その比例定数を分布容積といい V_d で表します．すなわち

$$\frac{X(t)}{C(t)}=V_d \tag{6.28}$$

注) $X(t)$ の単位を [mg]，$C(t)$ の単位を [mg/L] とするとき V_d の単位は [L] となり容積を表す．V_d は薬物が血液・体液などに対してどれだけの体積に分散したかを表すみかけの容積と考えられる．

(6.27) 式, (6.28) 式より，次の関係が出ます．

$$CL_{tot}=kV_d \tag{6.29}$$

ここで，(6.26) 式の一般解は，例題6.7 (2) の結果より C を任意定数として

$$X=X(t)=Ce^{-kt} \tag{6.30}$$

$t=0$ のときの体内薬物量を X_0 とすると，(6.30) 式より $X_0=Ce^0=C$ となるので，

$$X(t)=X_0e^{-kt}$$

(6.28) 式より

$$C(t) = \frac{X_0}{V_d} e^{-kt}$$

この場合，血中薬物濃度の広義積分（AUC）を計算すれば，

$$AUC = \int_0^\infty \frac{X_0}{V_d} e^{-kt} dt = \frac{X_0}{V_d} \left[-\frac{1}{k} e^{-kt} \right]_0^\infty = \frac{X_0}{kV_d} \tag{6.31}$$

したがって，(6.29)，(6.31) 式より CL_{tot} と AUC との間に次の関係があることが分かります．

$$CL_{tot} = \frac{X_0}{AUC} \tag{6.32}$$

さて，薬学において登場する重要な概念が微積分を通じて結びつく様子が垣間見えたでしょうか．個々の専門的な事柄は上の学年に進んでから詳しく学ぶでしょう．ここで強調したかったのは，数学の基礎知識は薬学を学ぶうえで必要だということです．最後に，序章で紹介した問題を解決して本書の結びとしましょう．

体重 60 kg の男性にある薬物を点滴投与する．血中濃度を 5[μg/mL] に維持したい．この薬物の全身クリアランスが 60[mL/分] であるとする．点滴速度はどれくらいにすれば良いか．

薬物を投与する速度と消失速度が等しい（定常状態）場合は，入ってくる量と出ていく量が等しいので，血中濃度が一定の値に保たれます．血中濃度をある一定の値に保ちつつ点滴によって薬物を投与する場合は定常状態と考えられるので，点滴速度（薬物を投与する速度）と消失速度が等しくなるため (6.25) 式は次のようになります．

$$CL_{tot} \times C(t) = 点滴速度 \tag{6.33}$$

血中濃度の単位を 5[μg/mL]=0.005[mg/mL] と直して，(6.33) 式に代入すれば，
$$点滴速度 = 60 \times 0.005 = 0.3[mg/分]$$

演習問題の解答

第1章 指数関数と対数関数

【演習問題 1.1】

(1) $y = e^{-t}$ $(t \geq 0)$

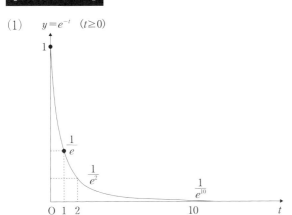

注）図示することは困難だが t 軸には接触することはなく，限りなく近付いていく．

(2) $y = e^{-2t}$ $(t \geq 0)$

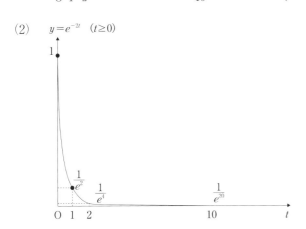

【演習問題 1.2】

(1) $y = \dfrac{2}{x-1}$ $(x<1, y<0)$ $\Leftrightarrow$ $x = \dfrac{2}{y}+1$ $(x<1, y<0)$. x, y を入れ替えて

$y = \dfrac{2}{x}+1$ $(y<1, x<0)$ （答）$y = \dfrac{2}{x}+1$ $(x<0)$

(2) $y = 2^x - 1$ $(-\infty < x < \infty, y > -1)$ $\Leftrightarrow$ $x = \log_2(y+1)$ $(-\infty < x < \infty, y > -1)$. x, y を入れ替えて，

$y = \log_2(x+1)$ $(-\infty < y < \infty, x > -1)$ （答）$y = \log_2(x+1)$ $(x > -1)$

(1)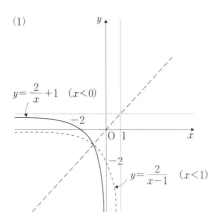

(2)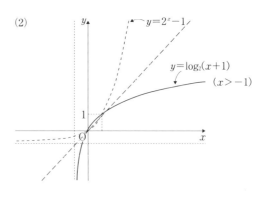

【演習問題 1.3】

$Y = C_0 e^{-kt}$ $(t \geq 0)$ に $Y = \dfrac{C_0}{10}, t=2$ を代入して $\dfrac{C_0}{10} = C_0 e^{-2k}$ $\Leftrightarrow$ $k = \dfrac{1}{2}\log_e 10 = \dfrac{1}{2}\dfrac{\log_{10}10}{\log_{10}e}$

$= \dfrac{1}{2\log_{10}e} = 1.15129\cdots$ （答）$k = 1.151$（小数点以下4位を四捨五入した）

【演習問題 1.4】

$$x = 50 \times 1.03^y \Leftrightarrow \dfrac{x}{50} = 1.03^y \Leftrightarrow y = \log_{1.03}\dfrac{x}{50} = \dfrac{\log_{10}\dfrac{x}{50}}{\log_{10}1.03} = \dfrac{\log_{10}x - \log_{10}50}{\log_{10}1.03}$$

$$= \dfrac{\log_{10}x - (2-\log_{10}2)}{\log_{10}1.03}$$

（答）$y = \dfrac{\log_{10}x - (2-\log_{10}2)}{\log_{10}1.03}$

【演習問題 1.5】

$\log(1+x) = h$ とおくと，$x \to 0$ のとき $h \to 0$，また $\log(1+x) = h$ $\Leftrightarrow$ $x = e^h - 1$ より $\lim\limits_{x \to 0}\dfrac{\log(1+x)}{x} =$ $\lim\limits_{h \to 0}\dfrac{h}{e^h - 1}$. (1.16) 式より，$\lim\limits_{h \to 0}\dfrac{h}{e^h - 1} = 1$ であるから $\lim\limits_{h \to 0}\dfrac{h}{e^h - 1} = \lim\limits_{h \to 0}\dfrac{1}{\dfrac{e^h - 1}{h}} = 1$. したがって分母の極限値も 1 でなければならないので，$\lim\limits_{h \to 0}\dfrac{e^h - 1}{h} = 1$

【演習問題 1.6】

$$\lim_{h\to 0}\frac{\log(x+h)-\log x}{h}=\lim_{h\to 0}\frac{1}{h}\log\left(\frac{x+h}{x}\right)=\lim_{h\to 0}\log\left(1+\frac{h}{x}\right)^{\frac{1}{h}}$$

ここで，$\frac{h}{x}=t$ とおくと，$h\to 0$ のとき $t\to 0$ であり，$h=xt$ であるから上式は，

$$\lim_{h\to 0}\log\left(1+\frac{h}{x}\right)^{\frac{1}{h}}=\lim_{t\to 0}\log(1+t)^{\frac{1}{xt}}=\lim_{t\to 0}\log\left\{(1+t)^{\frac{1}{t}}\right\}^{\frac{1}{x}}=\frac{1}{x}\lim_{t\to 0}\log\underbrace{(1+t)^{\frac{1}{t}}}_{\substack{t\to 0\text{ のとき}\\ e\text{ に収束}}}=\frac{1}{x}\log e=\frac{1}{x}$$

【演習問題 1.7】

$y=10^{4.8}\cdot 10^{1.5x}$ の常用対数を取ると，$Y=\log_{10}y=\log_{10}10^{4.8}\cdot 10^{1.5x}=4.8+1.5x$ であるから，Y 切片 4.8，傾き 1.5 の直線になる．

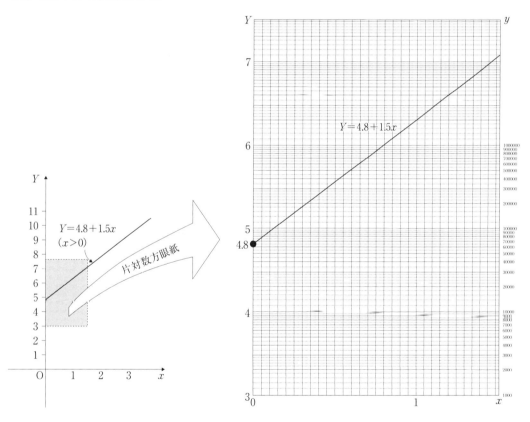

【演習問題 1.8】

$y = C_0 e^{-kx}$ の常用対数を取って

$$\log_{10} y = \log_{10} C_0 + \log_{10} e^{-kx} = \log_{10} C_0 - kx \log_{10} e \qquad \therefore Y = \underbrace{\log_{10} C_0}_{Y\text{切片}} + \underbrace{(-k \log_{10} e)}_{\text{傾き}} \cdot x$$

したがって，$k \log_{10} e = 1 \qquad \therefore k = \dfrac{1}{\log_{10} e} \fallingdotseq \dfrac{1}{0.4343} \fallingdotseq 2.3026$

【演習問題 1.9】

例題 1.9 のグラフより，直線の傾きは，2 点 $(2, \log_{10} 5)$，$(4, \log_{10} 2.5)$ を通る直線の傾きと考えてよいから，$\dfrac{\log_{10} 2.5 - \log_{10} 5}{4 - 2} = -\dfrac{1}{2} \log_{10} 2$．一方，$y = C_0 e^{-kx}$ の常用対数を取ると $\log_{10} y = \log_{10} C_0 e^{-kx} = \log_{10} C_0 - kx \log_{10} e$，片対数方眼紙にプロットした直線の傾きは $-k \log_{10} e$ であるから，$-\dfrac{1}{2} \log_{10} 2 = -k \log_{10} e$ より，$k = \dfrac{\log_{10} 2}{2 \log_{10} e} = 0.3466$．よって，$k = 0.347$ ［時間$^{-1}$］ （1-2-3 (3) より $\log_{10} e = 0.4343$，$\log_{10} 2 = 0.3010$ を用いた）

【演習問題 1.10】

T は絶対温度であることに注意して

$$X = \frac{1}{298} \text{ を代入すると，} \quad Y = 20.3 - 8333 \cdot \frac{1}{298} = -7.663 = \log k \text{ より，}$$

$$k = e^{-7.663} = 4.699 \times 10^{-4}$$

第 2 章　三角関数と逆三角関数

【演習問題 2.1】

(1) $\displaystyle\lim_{h \to 0} \frac{\cos(x+h) - \cos x}{h} = \lim_{h \to 0} \frac{\cos x \cos h - \sin x \sin h - \cos x}{h}$

$\displaystyle = \lim_{h \to 0} \left\{ -\cos x \cdot \frac{1 - \cos x}{h} - \sin x \cdot \frac{\sin h}{h} \right\} = -\cos x \cdot 0 - \sin x \cdot 1 = -\sin x$

(2) $\displaystyle\lim_{h \to 0} \frac{\tan(x+h) - \tan x}{h} = \lim_{h \to 0} \frac{\dfrac{\sin(x+h)}{\cos(x+h)} - \dfrac{\sin x}{\cos x}}{h} = \lim_{h \to 0} \frac{\cos x \sin(x+h) - \sin x \cos(x+h)}{h \cos(x+h) \cos x}$

$\displaystyle = \lim_{h \to 0} \frac{\cos x (\sin x \cos h + \sin h \cos x) - \sin x (\cos x \cos h - \sin x \sin h)}{h \cos(x+h) \cos x}$

演習問題の解答　　*153*

$$=\lim_{h\to 0}\frac{(\sin^2 x+\cos^2 x)\sin h}{h\cos(x+h)\cos x}=\lim_{h\to 0}\frac{1}{\cos(x+h)\cos x}\cdot\frac{\sin h}{h}=\frac{1}{\cos^2 x}\cdot 1=\frac{1}{\cos^2 x}$$　■

【演習問題 2.2】

(1) $\sin^{-1}\frac{1}{\sqrt{2}}=\theta\quad\left(-\frac{\pi}{2}\leq\theta\leq\frac{\pi}{2}\right)\quad\Leftrightarrow\quad\sin\theta=\frac{1}{\sqrt{2}}\quad\left(-\frac{\pi}{2}\leq\theta\leq\frac{\pi}{2}\right)\quad\Leftrightarrow\quad\theta=\frac{\pi}{4}$　■

(2) $\cos^{-1}0=\theta\quad(0\leq\theta\leq\pi)\quad\Leftrightarrow\quad\cos\theta=0\quad(0\leq\theta\leq\pi)\quad\Leftrightarrow\quad\theta=\frac{\pi}{2}$　■

(3) $\tan^{-1}(-1)=\theta\quad\left(-\frac{\pi}{2}<\theta<\frac{\pi}{2}\right)\quad\Leftrightarrow\quad\tan\theta=-1\quad\left(-\frac{\pi}{2}<\theta<\frac{\pi}{2}\right)\quad\Leftrightarrow\quad\theta=-\frac{\pi}{4}$　■

【演習問題 2.3】

(1) $\tan^{-1}x=\theta$ とおくと $x\to 0$ のとき $\theta\to 0$，$\tan\theta=x$ であるから，

$$\lim_{x\to 0}\frac{\tan^{-1}x}{x}=\lim_{\theta\to 0}\frac{\theta}{\tan\theta}=\lim_{\theta\to 0}\frac{1}{\dfrac{\tan\theta}{\theta}}=1$$　■

(2) $\frac{\pi}{2}-\tan^{-1}x=\theta$ とおくと，$x\to\infty$ のとき $\tan^{-1}x\to\frac{\pi}{2}$ となるから $\theta\to 0$，$x=\tan\left(\frac{\pi}{2}-\theta\right)$ であるから，

$$\lim_{x\to\infty}x\left(\frac{\pi}{2}-\tan^{-1}x\right)=\lim_{\theta\to 0}\tan\left(\frac{\pi}{2}-\theta\right)\cdot\theta=\lim_{\theta\to 0}\frac{\theta}{\tan\theta}=1$$　■

ここで，2-2-4 項の $\lim_{x\to 0}\frac{\tan x}{x}=1$ を用いた．

【演習問題 2.4】

$\sin^{-1}x=\theta\quad\left(-\frac{\pi}{2}\leq\theta\leq\frac{\pi}{2}\right)$ とおくとき，$\cos^{-1}x=\frac{\pi}{2}-\theta\quad\left(0\leq\frac{\pi}{2}-\theta\leq\pi\right)$ となることを示せばよい．

$\sin^{-1}x=\theta\quad\left(-\frac{\pi}{2}\leq\theta\leq\frac{\pi}{2}\right)\quad\Leftrightarrow\quad x=\sin\theta=\cos\left(\frac{\pi}{2}-\theta\right)\quad\Leftrightarrow\quad\cos^{-1}x=\frac{\pi}{2}-\theta\quad\left(-\frac{\pi}{2}\leq\theta\leq\frac{\pi}{2}\right)$

$$\therefore\cos^{-1}x=\frac{\pi}{2}-\theta\quad\left(0\leq\frac{\pi}{2}-\theta\leq\pi\right)$$　■

第3章　微分の基礎概念

【演習問題 3.1】

$$C'(-1)=\lim_{h\to 0}\frac{C(-1+h)-C(-1)}{h}=\lim_{h\to 0}\frac{e^{-(-1+h)}-e^{-(-1)}}{h}=\lim_{h\to 0}\frac{e^{1-h}-e^1}{h}=\lim_{h\to 0}\frac{e(e^{-h}-1)}{h}$$

$-h=t$ とおくと $h\to 0$ のとき $t\to 0$ だから，上式は $\displaystyle\lim_{t\to 0}\frac{e(e^t-1)}{-t}=\lim_{t\to 0}\frac{e^t-1}{t}\cdot(-e)=1\cdot(-e)=-e$

$$C'(2)=\lim_{h\to 0}\frac{C(2+h)-C(2)}{h}=\lim_{h\to 0}\frac{e^{-(2+h)}-e^{-2}}{h}=\lim_{h\to 0}\frac{e^{-2}(e^{-h}-1)}{h}$$

$-h=t$ とおくと $h\to 0$ のとき $t\to 0$ だから，上式は $\displaystyle\lim_{t\to 0}\frac{e^{-2}(e^t-1)}{-t}=\lim_{t\to 0}\frac{e^t-1}{t}\cdot(-e^{-2})$

$=1\cdot(-e^{-2})=-e^{-2}$

【演習問題 3.2】

(1) $f'(x)=\displaystyle\lim_{h\to 0}\frac{\cos(x+h)-\cos x}{h}$　ここから先は演習問題 2.1（1）と同じ．

(2) $f'(x)=\displaystyle\lim_{h\to 0}\frac{\log(x+h)-\log x}{h}$　ここから先は演習問題 1.6 と同じ．

(3) $f'(x)=\displaystyle\lim_{h\to 0}\frac{\dfrac{1}{x+h}-\dfrac{1}{x}}{h}=\lim_{h\to 0}\frac{x-(x+h)}{hx(x+h)}=\lim_{h\to 0}\frac{-1}{x(x+h)}=-\frac{1}{x^2}$

(4) $\sin^{-1}(x+h)-\sin^{-1}x=\theta$ とおくと $h\to 0$ のとき $\theta\to 0$，また $h=\sin(\theta+\sin^{-1}x)-x$ より

$$f'(x)=\lim_{h\to 0}\frac{\sin^{-1}(x+h)-\sin^{-1}x}{h}$$

$$=\lim_{\theta\to 0}\frac{\theta}{\sin(\theta+\sin^{-1}x)-x}=\lim_{\theta\to 0}\frac{\theta}{\sin\theta\cos(\sin^{-1}x)+\cos\theta\sin(\sin^{-1}x)-x}$$

ここで，例題 2.5 の結果より $\cos(\sin^{-1}x)=\sqrt{1-x^2}$，また $\sin(\sin^{-1}x)=x$ より，上式は，

$$\lim_{\theta\to 0}\frac{\theta}{\sin\theta\cdot\sqrt{1-x^2}+\cos\theta\cdot x-x}=\lim_{\theta\to 0}\frac{1}{\dfrac{\sin\theta}{\theta}\sqrt{1-x^2}+x\dfrac{(\cos\theta-1)}{\theta}}=\frac{1}{1\cdot\sqrt{1-x^2}+x\cdot 0}=\frac{1}{\sqrt{1-x^2}}$$

【演習問題 3.3】

(1) $\{\sin x\cos x\}'=(\sin x)'\cos x+\sin x(\cos x)'=\cos^2 x-\sin^2 x$

演習問題の解答　　*155*

(2) $\left\{\dfrac{\log x}{x}\right\}'=\dfrac{(\log x)'x-\log x(x)'}{x^2}=\dfrac{\dfrac{1}{x}\cdot x-\log x}{x^2}=\dfrac{1-\log x}{x^2}$

(3) $\{e^x(\sin x+\cos x)\}'=(e^x)'(\sin x+\cos x)+e^x(\sin x+\cos x)'$

$\quad=e^x(\sin x+\cos x)+e^x(\cos x-\sin x)=2e^x\cos x$

(4) 演習問題 2.4 より $\{\sin^{-1}x+\cos^{-1}x\}'=\left\{\dfrac{\pi}{2}\right\}'=0$

【演習問題 3.4】

$f(g(x))=f(\log_3 x)=(\log_3 x)^2\quad(x>0),\quad g(f(x))=g(x^2)=\log_3(x^2)=2\log_3|x|\quad(-\infty<x<\infty)$

【演習問題 3.5】

(1) $\dfrac{x}{a}=u$ とおくと $y=\sin^{-1}u,\ \dfrac{dy}{dx}=\dfrac{dy}{du}\cdot\dfrac{du}{dx}=\dfrac{1}{\sqrt{1-u^2}}\cdot\dfrac{1}{a}=\dfrac{1}{\sqrt{1-\left(\dfrac{x}{a}\right)^2}}\cdot\dfrac{1}{a}=\dfrac{1}{\sqrt{a^2-x^2}}$

(2) $x^2=u$ とおくと $y=e^u,\ \dfrac{dy}{dx}=\dfrac{dy}{du}\cdot\dfrac{du}{dx}=e^u\cdot 2x=2xe^{x^2}$

(3) $\log x=u$ とおくと $y=u^3,\ \dfrac{dy}{dx}=\dfrac{dy}{du}\cdot\dfrac{du}{dx}=3u^2\cdot\dfrac{1}{x}=\dfrac{3(\log x)^2}{x}$

(4) $x^2+1=u$ とおくと $y=\log u,\ \dfrac{dy}{dx}=\dfrac{dy}{du}\cdot\dfrac{du}{dx}=\dfrac{1}{u}\cdot 2x=\dfrac{2x}{x^2+1}$

(5) $\sin^{-1}x=u$ とおくと $y=\cos u,\ \dfrac{dy}{dx}=\dfrac{dy}{du}\cdot\dfrac{du}{dx}=-\sin u\cdot\dfrac{1}{\sqrt{1-x^2}}=\dfrac{-\sin(\sin^{-1}x)}{\sqrt{1-x^2}}=\dfrac{-x}{\sqrt{1-x^2}}$

【演習問題 3.6】

与式の両辺を t で微分すると，$-\dfrac{C'(t)}{(C(t))^2}=k\qquad\therefore\ C'(t)=-k(C(t))^2$

【演習問題 3.7】

(1) $\dfrac{x}{a}=u$ とおくと $y=\dfrac{1}{a}\tan^{-1}u,\ \dfrac{dy}{dx}=\dfrac{dy}{du}\cdot\dfrac{du}{dx}=\dfrac{1}{a}\dfrac{1}{1+u^2}\cdot\dfrac{1}{a}=\dfrac{1}{a^2}\cdot\dfrac{1}{1+\left(\dfrac{x}{a}\right)^2}=\dfrac{1}{a^2+x^2}.$

　これより，$\displaystyle\int\dfrac{1}{a^2+x^2}dx=\dfrac{1}{a}\tan^{-1}\dfrac{x}{a}+C$　（C 積分定数）

(2) 演習問題 3.5 (1) より $\left\{\sin^{-1}\dfrac{x}{a}\right\}'=\dfrac{1}{\sqrt{a^2-x^2}}$ であるから，$\displaystyle\int\dfrac{1}{\sqrt{a^2-x^2}}dx=\sin^{-1}\dfrac{x}{a}+C$

　（C 積分定数）

第4章　微分法の応用

【演習問題 4.1】

(1) 初項 -3，公比 -3 の等比級数.

$$\lim_{n\to\infty}\sum_{k=1}^{n}-3\cdot(-3)^{k-1}=\lim_{n\to\infty}-3\cdot\frac{1-(-3)^n}{1-(-3)}=\lim_{n\to\infty}\frac{-3(1-(-3)^n)}{4}$$

ここで，$n\to\infty$ のとき，$(-3)^n$ の部分が符号が入れ替わりながら絶対値が限りなく大きくなるので，与級数は，発散する. ∎

(2) 初項 1，公比 $\frac{1}{e}$ の等比級数. $n\to\infty$ のとき，$\left(\frac{1}{e}\right)^n\to0$ より，与級数は収束して，

$$\lim_{n\to\infty}\sum_{k=1}^{n}\left(\frac{1}{e}\right)^{k-1}=\lim_{n\to\infty}\frac{1-\left(\frac{1}{e}\right)^n}{1-\frac{1}{e}}=\frac{1}{1-\frac{1}{e}}=\frac{e}{e-1}$$ ∎

(3) 初項 $\frac{2}{e^2}$，公比 $\frac{1}{e^2}$ の等比級数. $n\to\infty$ のとき，$\left(\frac{1}{e^2}\right)^n\to0$ より，与級数は収束して，

$$\lim_{n\to\infty}\sum_{k=1}^{n}\frac{2}{e^2}\cdot\left(\frac{1}{e^2}\right)^{k-1}=\lim_{n\to\infty}\frac{2}{e^2}\cdot\frac{1-\left(\frac{1}{e^2}\right)^n}{1-\frac{1}{e^2}}=\frac{2}{e^2\left(1-\frac{1}{e^2}\right)}=\frac{2}{e^2-1}$$ ∎

【演習問題 4.2】

(1) 例題 4.3 と同様に考えて，この薬物の投与間隔 τ としたときの n 回目の投与直後の血中濃度は，

$$C_0+C_0e^{-k\tau}+C_0e^{-k\cdot2\tau}+\cdots+C_0e^{-k\cdot(n-1)\tau}=C_0\frac{1-e^{-kn\tau}}{1-e^{-k\tau}}$$

であるから，定常状態における最高血中濃度は，$\lim_{n\to\infty}C_0\dfrac{1-e^{-kn\tau}}{1-e^{-k\tau}}=\dfrac{C_0}{1-e^{-k\tau}}$. 定常状態における最低血中濃度は，これから時間 τ 経過したときの投与直前の濃度であるから，$\dfrac{C_0}{1-e^{-k\tau}}\cdot e^{-k\tau}$

$=\dfrac{C_0e^{-k\tau}}{1-e^{-k\tau}}$ ∎

演習問題の解答 157

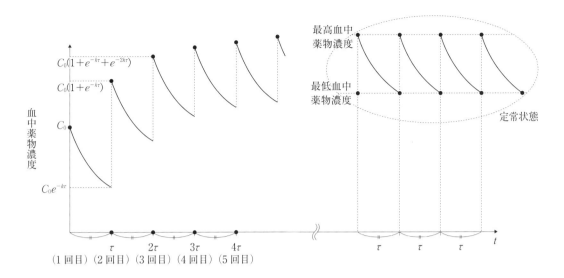

(2) $\tau=10$ を半減期とすると，$C(\tau)=C_0 e^{-k\tau}=\dfrac{C_0}{2}=12$ より $e^{-k\tau}=\dfrac{1}{2}\cdots$ ①　$C_0 e^{-k\tau}=12\cdots$ ②

①，②を (1) の式に代入して，$\dfrac{C_0 e^{-k\tau}}{1-e^{-k\tau}}=\dfrac{12}{1-\dfrac{1}{2}}=24\ [\mu g/mL]$

また $\tau=10$ であるから①より $e^{-10k}=\dfrac{1}{2}\ \Leftrightarrow\ -10k=-\log 2\ \ \therefore k=\dfrac{1}{10}\log 2 \fallingdotseq 0.069$ ■

【演習問題 4.3】

(1) $y'=\cos x,\ y''=(\cos x)'=-\sin x,\ y'''=(-\sin x)'=-\cos x$ ■

(2) $y'=-\sin x,\ y''=(-\sin x)'=-\cos x,\ y'''=(-\cos x)'=-(-\sin x)=\sin x$ ■

(3) $y'=\dfrac{1}{x},\ y''=\left(\dfrac{1}{x}\right)'=-\dfrac{1}{x^2},\ y'''=\left(-\dfrac{1}{x^2}\right)'=-\left(-2\cdot\dfrac{1}{x^3}\right)=\dfrac{2}{x^3}$ ■

(4) $y'=\alpha x^{\alpha-1},\ y''=(\alpha x^{\alpha-1})'=\alpha(\alpha-1)x^{\alpha-2},\ y'''=(\alpha(\alpha-1)x^{\alpha-2})'=\alpha(\alpha-1)(\alpha-2)x^{\alpha-3}$ ■

【演習問題 4.4】

定理 4.2 より $f^{(n)}(x)=\sin\left(x+\dfrac{n}{2}\pi\right)$ であるから，$f^{(n)}(0)=\sin\left(\dfrac{n}{2}\pi\right)$．これを (4.12) 式に代入して，

$$f(x)=\sin 0+\left(\sin\dfrac{\pi}{2}\right)x+\left(\dfrac{\sin\pi}{2!}\right)x^2+\left(\dfrac{\sin\dfrac{3\pi}{2}}{3!}\right)x^3+\left(\dfrac{\sin 2\pi}{4!}\right)x^4+\left(\dfrac{\sin\dfrac{5\pi}{2}}{5!}\right)x^5+\left(\dfrac{\sin 3\pi}{6!}\right)x^6$$

$$+\left(\frac{\sin\frac{7\pi}{2}}{7!}\right)x^7+\left(\frac{\sin 4\pi}{8!}\right)x^8+\left(\frac{\sin\frac{9\pi}{2}}{9!}\right)x^9+\cdots=x-\frac{x^3}{3!}+\frac{x^5}{5!}-\frac{x^7}{7!}+\frac{x^9}{9!}-\cdots$$

【演習問題 4.5】

(1) 近似式 (4.19) に $x=\dfrac{3}{16}$ を代入して，$4\sqrt{1+\dfrac{3}{16}}\fallingdotseq 4\left(1+\dfrac{1}{2}\cdot\dfrac{3}{16}\right)=4.375.$ 関数電卓で計算する

と，$\sqrt{19}=4.35889\cdots$ であるから，差は $0.016101\cdots$.

(2) (4.19) 式による近似は，$|x|<1$ という条件の下でのみ成り立つから.

【演習問題 4.6】

(1) (4.17) 式より $e^x-1=x+\dfrac{x^2}{2!}+\dfrac{x^3}{3!}+\cdots$ であるから，$\displaystyle\lim_{x\to 0}\frac{e^x-1}{x}=\lim_{x\to 0}\frac{x+\dfrac{x^2}{2!}+\dfrac{x^3}{3!}+\cdots}{x}$

$$=\lim_{x\to 0}\left\{1+\frac{x}{2!}+\frac{x^2}{3!}+\cdots\right\}=1$$

(2) 定理 4.4 より $\sqrt{x+1}=(x+1)^{\frac{1}{2}}=1+\dfrac{1}{2}x+\dfrac{\dfrac{1}{2}\left(\dfrac{1}{2}-1\right)}{2!}x^2+\dfrac{\dfrac{1}{2}\left(\dfrac{1}{2}-1\right)\left(\dfrac{1}{2}-2\right)}{3!}x^3+\cdots$

$$=1+\frac{1}{2}x-\frac{1}{8}x^2+\frac{3}{8}x^3+\cdots \text{ であるから，} \lim_{x\to 0}\frac{\sqrt{x+1}-1}{x}=\lim_{x\to 0}\frac{\dfrac{1}{2}x-\dfrac{1}{8}x^2+\dfrac{3}{8}x^3+\cdots}{x}$$

$$=\lim_{x\to 0}\left\{\frac{1}{2}-\frac{1}{8}x+\frac{3}{8}x^2+\cdots\right\}=\frac{1}{2}$$

第 5 章　積分の基礎概念

【演習問題 5.1】　C は積分定数とする.

(1) $\displaystyle\int e^x dx=e^x+C$

(2) $(-\cos x)'=\sin x$ より $\displaystyle\int\sin x\, dx=-\cos x+C$

(3) $\displaystyle\int\frac{1}{\cos^2 x}dx=\tan x+C$

(4) $\displaystyle\int\frac{1}{\sqrt{1-x^2}}dx=\sin^{-1}x+C$

【演習問題 5.2】

(1) $\displaystyle\int_0^{\frac{\pi}{6}} \frac{1}{\cos^2 x}dx=[\tan x]_0^{\frac{\pi}{6}}=\tan\frac{\pi}{6}-\tan 0=\frac{1}{\sqrt{3}}$

(2) $\displaystyle\int_{-1}^1(2x^2+3x)dx=2\int_0^1 2x^2 dx=\left[\frac{4}{3}x^3\right]_0^1=\frac{4}{3}$

(3) $\displaystyle\int_0^1\left(\frac{2}{1+x^2}+3x\right)dx=2\int_0^1\frac{1}{1+x^2}dx+3\int_0^1 xdx=2[\tan^{-1}x]_0^1+3\left[\frac{x^2}{2}\right]_0^1=2\tan^{-1}1+\frac{3}{2}=\frac{\pi}{2}+\frac{3}{2}$

(4) $\displaystyle\int_1^3 x^{-3}dx=\left[\frac{x^{-2}}{-2}\right]_1^3=\frac{4}{9}$

【演習問題 5.3】

(1) $\displaystyle\int_1^\infty\frac{1}{x^2}dx=\lim_{a\to\infty}\int_1^a\frac{1}{x^2}dx=\lim_{a\to\infty}\left[-\frac{1}{x}\right]_1^a=\lim_{a\to\infty}\left(-\frac{1}{a}+1\right)=1$

(2) $\displaystyle\int_{\frac{1}{\sqrt{2}}}^\infty\frac{1}{x^3}dx=\lim_{a\to\infty}\int_{\frac{1}{\sqrt{2}}}^a\frac{1}{x^3}dx=\lim_{a\to\infty}\left[-\frac{1}{2x^2}\right]_{\frac{1}{\sqrt{2}}}^a=\lim_{a\to\infty}\left(-\frac{1}{2a^2}+1\right)=1$

【演習問題 5.4】 C は積分定数とする.

(1) $a=3$ とすると, $\displaystyle\int_0^{\sqrt{3}}\frac{1}{x^2+9}dx=\left[\frac{1}{3}\tan^{-1}\frac{x}{3}\right]_0^{\sqrt{3}}=\frac{1}{3}\tan^{-1}\frac{\sqrt{3}}{3}=\frac{1}{3}\cdot\frac{\pi}{6}=\frac{\pi}{18}$

(2) $a=2$ とすると, $\displaystyle\int\frac{1}{\sqrt{16-x^2}}dx=\sin^{-1}\frac{x}{4}+C$

(3) $a=e^2$ とすると $\log e^2=2$ より $\displaystyle\int_0^2 e^{2x}dx=\left[\frac{1}{2}e^{2x}\right]_0^2=\frac{1}{2}(e^4-1)$

【演習問題 5.5】 C は積分定数とする.

(1) $\displaystyle\int\frac{1}{\sqrt{1-(2x)^2}}dx=\frac{1}{2}\sin^{-1}2x+C$

(2) $\displaystyle\int(x-1)^4 dx=\frac{1}{5}(x-1)^5+C$

(3) $\displaystyle\int\frac{1}{\sqrt{2x+1}}dx=\int(2x+1)^{-\frac{1}{2}}dx=\frac{1}{2}\cdot\frac{1}{-\frac{1}{2}+1}(2x+1)^{-\frac{1}{2}+1}+C=\sqrt{2x+1}+C$

(4) $\displaystyle\int \frac{1}{3-x}dx=-\log|3-x|+C$

(5) $\displaystyle\int_0^{\frac{\pi}{4}}\sin 2x\,dx=\left[-\frac{1}{2}\cos 2x\right]_0^{\frac{\pi}{4}}=-\frac{1}{2}\left(\cos\frac{\pi}{2}-\cos 0\right)=\frac{1}{2}$

(6) $\displaystyle\int e^{4x}dx=\frac{1}{4}e^{4x}+C$

(7) $\displaystyle\int_0^{\frac{\pi}{2}}\frac{1}{\cos^2\frac{x}{3}}dx=\left[\frac{1}{\frac{1}{3}}\tan\frac{x}{3}\right]_0^{\frac{\pi}{2}}=3\left(\tan\frac{\pi}{6}-\tan 0\right)=3\cdot\frac{1}{\sqrt{3}}=\sqrt{3}$

(8) $\displaystyle\int_0^2\frac{1}{4+3x^2}dx=\int_0^2\frac{1}{2^2+\left(\sqrt{3}x\right)^2}dx=\left[\frac{1}{\sqrt{3}}\cdot\frac{1}{2}\tan^{-1}\frac{\sqrt{3}x}{2}\right]_0^2=\frac{1}{2\sqrt{3}}\left(\tan^{-1}\sqrt{3}-\tan^{-1}0\right)$

$\displaystyle=\frac{1}{2\sqrt{3}}\cdot\frac{\pi}{3}=\frac{\sqrt{3}}{18}\pi$

【演習問題 5.6】

(1) $\displaystyle(与式)=\int_0^2\frac{1}{(x-1)^2+1}dx=\left[\tan^{-1}(x-1)\right]_0^2=\tan^{-1}1-\tan^{-1}(-1)=\frac{\pi}{4}+\frac{\pi}{4}=\frac{\pi}{2}$

(2) $\displaystyle(与式)=\int_{-1}^0\frac{1}{\sqrt{\left(\sqrt{2}\right)^2-(x+1)^2}}dx=\left[\sin^{-1}\frac{x+1}{\sqrt{2}}\right]_{-1}^0=\sin^{-1}\frac{1}{\sqrt{2}}-\sin^{-1}0=\frac{\pi}{4}$

(3) $\displaystyle(与式)=\int_2^4\frac{1}{(x-1)(x+3)}dx=\frac{1}{4}\int_2^4\left\{\frac{1}{x-1}-\frac{1}{x+3}\right\}dx=\frac{1}{4}\left[\log\frac{|x-1|}{|x+3|}\right]_2^4=\frac{1}{4}\left(\log\frac{3}{7}-\log\frac{1}{5}\right)$

$\displaystyle=\frac{1}{4}\log\frac{15}{7}$

【演習問題 5.7】

$$AUC=\int_0^\infty C_0e^{-kt}dt=\lim_{a\to\infty}\int_0^a C_0e^{-kt}dt=\lim_{a\to\infty}\left[-\frac{C_0}{k}e^{-kt}\right]_0^a=\lim_{a\to\infty}\left(\underbrace{-\frac{C_0}{k}e^{-ka}}_{\substack{a\to\infty\text{ のとき }0\\\text{に収束}}}+\frac{C_0}{k}\right)=\frac{C_0}{k}$$

$$また,\quad CL_{tot}=\frac{X_0}{AUC}=X_0\cdot\frac{k}{C_0}=\frac{kX_0}{C_0}$$

演習問題の解答   *161*

【演習問題 5.8】

(1) $\displaystyle\int \frac{x}{x^2+1}dx=\int \frac{1}{2}\cdot\frac{(x^2+1)'}{x^2+1}dx=\log|x^2+1|+C=\log(x^2+1)+C$ ■

(2) $\displaystyle\int_0^{\frac{\pi}{3}}\frac{\sin x}{\cos x}dx=\int_0^{\frac{\pi}{3}}-\frac{(\cos x)'}{\cos x}dx=[-\log|\cos x|]_0^{\frac{\pi}{3}}=-\log\cos\frac{\pi}{3}+\log\cos 0=-\log\left(\frac{1}{2}\right)+\log 1$

$=\log 2$ ■

(3) $\displaystyle\int \frac{\sin x\cos x}{\sin^2 x+1}dx=\int \frac{1}{2}\cdot\frac{(\sin^2 x+1)'}{\sin^2 x+1}dx=\frac{1}{2}\log|\sin^2 x+1|+C=\frac{1}{2}\log(\sin^2 x+1)+C$ ■

(4) $\displaystyle\int_0^\infty \frac{e^{-x}}{4+e^{-x}}dx=\int_0^\infty -\frac{(4+e^{-x})'}{4+e^{-x}}dx=\lim_{a\to\infty}[-\log|4+e^{-x}|]_0^a=\lim_{a\to\infty}\{-\log(4+e^{-a})+\log 5\}=\log\frac{5}{4}$ ■

【演習問題 5.9】

(1) $t=x^3$ とおくと，x，t の動く範囲は次のようになる.

x	$0\to 2$
t	$0\to 8$

$t=x^3$ の両辺を x で微分すると，$\dfrac{dt}{dx}=3x^2$ より $\dfrac{1}{3}dt=x^2 dx$ であるから

$$\int_0^2 x^2 e^{x^3}dx=\int_0^8 \frac{1}{3}e^t dt=\left[\frac{1}{3}e^t\right]_0^8=\frac{e^8-1}{3}$$ ■

(2) $t=\sin x$ とおくと，x，t の動く範囲は次のようになる.

x	$0\to\dfrac{\pi}{3}$
t	$0\to\dfrac{\sqrt{3}}{2}$

$t=\sin x$ の両辺を x で微分すると，$\dfrac{dt}{dx}=\cos x$ より $dt=\cos x\,dx$ であるから

$$\int_0^{\frac{\pi}{3}}\sin^3 x\cos x\,dx=\int_0^{\frac{\sqrt{3}}{2}}t^3 dt=\left[\frac{1}{4}t^4\right]_0^{\frac{\sqrt{3}}{2}}=\frac{9}{64}$$ ■

(3) $t=\sqrt{a^2+x^2}$ とおくと，x，t の動く範囲は次のようになる.

x	$0\to a$
t	$a\to\sqrt{2}a$

$t=\sqrt{a^2+x^2}$ の両辺を x で微分すると，$\dfrac{dt}{dx}=\dfrac{x}{\sqrt{a^2+x^2}}$ より $dt=\dfrac{x}{\sqrt{a^2+x^2}}dx$ であるから

$$\int_0^a \frac{x}{\sqrt{a^2+x^2}}\,dx = \int_a^{\sqrt{2}a} 1\,dt = [t]_a^{\sqrt{2}a} = \sqrt{2}\,a - a = (\sqrt{2}-1)a$$

【演習問題 5.10】

(1) $\displaystyle\int x\sin x\,dx = \int x(-\cos x)'\,dx = x(-\cos x) - \int (x)'(-\cos x)dx = -x\cos x + \int\cos x\,dx$

$= -x\cos x + \sin x + C$

(2) $\displaystyle\int (3x^2+1)\tan^{-1}x\,dx = \int (x^3+x)'\tan^{-1}x\,dx = (x^3+x)\tan^{-1}x - \int (x^3+x)(\tan^{-1}x)'\,dx$

$\displaystyle = (x^3+x)\tan^{-1}x - \int (x^3+x)\frac{1}{x^2+1}\,dx = (x^3+x)\tan^{-1}x - \int x\,dx = (x^3+x)\tan^{-1}x - \frac{1}{2}x^2 + C$

(3) $\displaystyle\int \log(x^2+1)dx = \int (x)'\log(x^2+1)dx = x\log(x^2+1) - \int x(\log(x^2+1))'dx = x\log(x^2+1)$

$\displaystyle -\int x\cdot\frac{2x}{x^2+1}\,dx = x\log(x^2+1) - 2\int\left(1 - \frac{1}{x^2+1}\right)dx = x\log(x^2+1) - 2(x - \tan^{-1}x) + C$

【演習問題 5.11】

(1) $\displaystyle\int_0^\pi x\cos\frac{x}{2}\,dx = \int_0^\pi x\left(2\sin\frac{x}{2}\right)'dx = \left[x\cdot 2\sin\frac{x}{2}\right]_0^\pi - \int_0^\pi (x)'\cdot 2\sin\frac{x}{2}\,dx = \pi\cdot 2\sin\frac{\pi}{2} - 2\int_0^\pi \sin\frac{x}{2}\,dx$

$\displaystyle = 2\pi - 2\left[-2\cos\frac{x}{2}\right]_0^\pi = 2\pi + 4\left(\cos\frac{\pi}{2} - \cos 0\right) = 2\pi - 4$

(2) $\displaystyle\int_1^2 x^3\log x\,dx = \int_1^2 \left(\frac{x^4}{4}\right)'\log x\,dx = \left[\frac{x^4}{4}\log x\right]_1^2 - \int_1^2 \frac{x^4}{4}\cdot(\log x)'\,dx = 4\log 2 - \int_1^2 \frac{x^4}{4}\cdot\frac{1}{x}\,dx$

$\displaystyle = 4\log 2 - \int_1^2 \frac{x^3}{4}\,dx = 4\log 2 - \frac{1}{4}\left[\frac{x^4}{4}\right]_1^2 = 4\log 2 - \frac{15}{16}$

(3) $\displaystyle\int_0^{\frac{\pi}{4}} \frac{x}{\cos^2 x}\,dx = \int_0^{\frac{\pi}{4}} x(\tan x)'\,dx = [x\tan x]_0^{\frac{\pi}{4}} - \int_0^{\frac{\pi}{4}} (x)'\tan x\,dx = \frac{\pi}{4}\tan\frac{\pi}{4} - \int_0^{\frac{\pi}{4}} \tan x\,dx \underset{\text{例題 5.9(2)}}{=}$

$\displaystyle \frac{\pi}{4} - [-\log|\cos x|]_0^{\frac{\pi}{4}} = \frac{\pi}{4} + \left(\log\cos\frac{\pi}{4} - \log\cos 0\right) = \frac{\pi}{4} + \log\frac{1}{\sqrt{2}} = \frac{\pi}{4} - \frac{1}{2}\log 2$

【演習問題 5.12】

演習問題 5.7 の結果より，$AUC = \dfrac{C_0}{k}$

$$AUMC = \int_0^\infty tC_0 e^{-kt}dt = \lim_{a\to\infty}\int_0^a tC_0 e^{-kt}dt = \lim_{a\to\infty}\int_0^a t\left(-\frac{C_0}{k}e^{-kt}\right)'dt$$

$$=\lim_{a\to\infty}\left\{\left[-\frac{C_0}{k}te^{-kt}\right]_0^a-\int_0^a(t)'\left(-\frac{C_0}{k}e^{-kt}\right)dt\right\}$$

$$=\lim_{a\to\infty}\left\{\underbrace{-\frac{C_0}{k}ae^{-ka}}_{(\bigstar)より0に収束する}+\int_0^a\frac{C_0}{k}e^{-kt}dt\right\}=\lim_{a\to\infty}\left[-\frac{C_0}{k^2}e^{-kt}\right]_0^a=\lim_{a\to\infty}\left(-\frac{C_0}{k^2}e^{-ka}+\frac{C_0}{k^2}\right)=\frac{C_0}{k^2}$$

以上の結果より，$MRT=\dfrac{AUMC}{AUC}=\dfrac{\dfrac{C_0}{k^2}}{\dfrac{C_0}{k}}=\dfrac{1}{k}.$　さらに，

$$\int_0^\infty(t-MRT)^2C_0e^{-kt}dt=\underbrace{\int_0^\infty t^2C_0e^{-kt}dt}_{(*)}-2MRT\underbrace{\int_0^\infty tC_0e^{-kt}dt}_{AUMC}+MRT^2\underbrace{\int_0^\infty C_0e^{-kt}dt}_{AUC}$$

$$=(*)-2\frac{1}{k}\cdot\frac{C_0}{k^2}+\left(\frac{1}{k}\right)^2\frac{C_0}{k}=(*)-\frac{C_0}{k^3}$$

$$(*)=\int_0^\infty t^2C_0e^{-kt}dt=\int_0^\infty t^2\left(-\frac{C_0}{k}e^{-kt}\right)'dt=\underbrace{\left[-t^2\frac{C_0}{k}e^{-kt}\right]_0^\infty}_{(\bigstar)より0に収束}-\int_0^\infty 2t\left(-\frac{C_0}{k}e^{-kt}\right)dt=\frac{2}{k}\underbrace{\int_0^\infty tC_0e^{-kt}dt}_{AUMC}$$

$$=\frac{2}{k}\cdot\frac{C_0}{k^2}=\frac{2C_0}{k^3}$$

以上より，$VRT=\dfrac{\displaystyle\int_0^\infty(t-MRT)^2C_0e^{-kt}dt}{AUC}=\dfrac{\dfrac{2C_0}{k^3}--\dfrac{C_0}{k^3}}{\dfrac{C_0}{k}}=\dfrac{1}{k^2}$

第6章　積分法の応用

【演習問題 6.1】

$y_0=1.0,\quad y_1=\dfrac{1}{0.1^4+1}=0.999900,\quad y_2=\dfrac{1}{0.2^4+1}=0.998403,\quad y_3=\dfrac{1}{0.3^4+1}=0.991965,\quad y_4$

$=\dfrac{1}{0.4^4+1}=0.975039,\quad y_5=\dfrac{1}{0.5^4+1}=0.941176,\quad y_6=\dfrac{1}{0.6^4+1}=0.885269,\quad y_7=\dfrac{1}{0.7^4+1}=0.806387,$

$y_8=\dfrac{1}{0.8^4+1}=0.709421,\quad y_9=\dfrac{1}{0.9^4+1}=0.603828,\quad y_{10}=\dfrac{1}{1+1}=0.5$ を次の公式に代入すると，

$$\int_0^1\frac{1}{x^4+1}dx\cong\frac{1}{10}\left(\frac{y_0+y_{10}}{2}+y_1+y_2+y_3+y_4+y_5+y_6+y_7+y_8+y_9\right)=0.8661388$$

この近似値と，原始関数から計算した正確な値との誤差は 0.0008 程度であるから，5 分割の近似

である例題 6.2 よりよい近似となっている．

【演習問題 6.2】

x 軸上の $[0,1]$ 区間を 5 等分した点は端点を含めて 0, 0.2, 0.4, 0.6, 0.8, 1.0 であるから，その中間点は 0.1, 0.3, 0.5, 0.7, 0.9．したがって，5 個の長方形の面積の和は，

$$\int_0^1 \frac{1}{x^4+1} dx \cong \frac{1}{5}\left(\frac{1}{0.1^4+1}+\frac{1}{0.3^4+1}+\frac{1}{0.5^4+1}+\frac{1}{0.7^4+1}+\frac{1}{0.9^4+1}\right)$$

$$= \frac{1}{5}(0.999900+0.991965+0.941176+0.806387+0.603828)=0.8686512$$

正確な値との誤差は 0.002 未満となっている．

【演習問題 6.3】

$y_0, y_1, \cdots, y_{10}$ の値は，例題 6.1 の値を用いる．これらを定理 6.2 に代入すると

$$\int_0^1 \frac{1}{x^2+1} dx \cong \frac{1}{30}(y_0+y_{10}+4(y_1+y_3+y_5+y_7+y_9)+2(y_2+y_4+y_6+y_8))$$

$$= \frac{1}{30}(1.0+0.5+4(0.990099+0.917431+0.8+0.671141+0.552486)$$

$$+2(0.961538+0.862069+0.735294+0.609756))=0.7853981$$

この近似値と原始関数から計算した正確な値との誤差は 0.00000007 以下であるから，かなりよい近似となっている．

【演習問題 6.4】

t	0	1	2	3	4	5	6	8	10	12	15	24
$tC(t)$	0	2.28	7.38	16.56	22.08	25.40	29.46	32.80	33.80	39.96	39.90	19.20

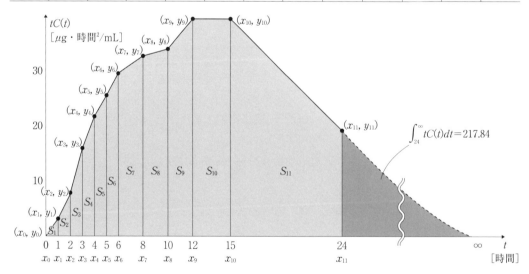

$\int_0^{24} tC(t)dt$ の値に相当する面積を 11 個の台形に分割して足し合わせることによって近似的に求める．先の図のように，点 $(x_0,y_0),(x_1,y_1),\cdots,(x_{11},y_{11})$ を定める．左から順に分割した台形または三角形の面積を $S_1,S_2,\cdots,S_{11}$ とおくと，求める面積のうち 11 個の台形と三角形の和は，

$$\sum_{i=1}^{11} S_i = \frac{1}{2}\sum_{i=1}^{11}(y_{i-1}+y_i)(x_i-x_{i-1})$$

$$= \frac{1}{2}\{(y_0+y_1)(x_1-x_0)+(y_1+y_2)(x_2-x_1)+\cdots+(y_{10}+y_{11})(x_{11}-x_{10})\}$$

$$= \frac{1}{2}\{(0+2.28)(1-0)+(2.28+7.38)(2-1)+(7.38+16.56)(3-2)$$

$$+(16.56+22.08)(4-3)+(22.08+25.40)(5-4)+(25.40+29.46)(6-5)$$

$$+(29.46+32.80)(8-6)+(32.80+33.80)(10-8)+(33.80+39.96)(12-10)$$

$$+(39.96+39.90)(15-12)+(39.96+19.20)(24-15)\}$$

$$= \frac{1}{2}\{2.28+9.66+23.94+38.64+47.48+54.86+62.26\times2+66.6\times2+73.76\times2$$

$$+79.86\times3+59.16\times9\}=677.06 \quad [\mu g\cdot 時間^2/mL]$$

であるから，

$$AUMC = \int_0^\infty tC(t)dt = \int_0^{24} tC(t)dt + \int_{24}^\infty tC(t)dt \cong 677.06+217.84=894.9 \quad [\mu g\cdot 時間^2/mL]$$

したがって，例題 6.4 の結果を用いて，

$$MRT = \frac{AUMC}{AUC} = \frac{894.9}{79.022} = 11.325 \quad [時間]$$

索　引

あ行

アークコサイン	51
アークサイン	51
アークタンジェント	51
アレニウス・プロット	34
アレニウスの式	34
1次モーメント曲線下面積（AUMC）	105
一般解	142
n 階微分方程式	141
n 次導関数の公式	94

か行

解	74
角度	37
片対数方眼紙	26, 27
片対数方眼紙の使い方	28
下端	106
加法定理	47
関数の合成	69
奇関数	112
基本関数の積分公式	111
基本関数の微分公式	66
逆関数	13
逆関数の微分法	66
逆三角関数	51
逆数	14, 42
吸収	146
級数	82
級数の和	85
狭義単調	13
狭義単調増加（減少）	13
極限	23, 48, 59
極限値	24, 106
極限の公式	24
近似	97
偶関数	112
グーテンベルグ・リヒターの式	17
繰り返し投与	84, 87
血中薬物濃度	82, 88, 127

血中薬物濃度時間曲線下面積（AUC）	105, 127, 135
血中薬物濃度の時間変化	32
原始関数	109
減少関数	11
項	84
高階導関数	91, 93
広義積分	113
合成関数	69
合成関数の微分公式	69, 71
公比	85
コセカント	42
コタンジェント	42
弧度法	39, 48
弧度法と度数法の関係	40
cos	41

さ行

三角関数	39, 43
三角関数の加法定理	46
三角関数の逆数	45
三角関数の極限	48
三角関数のグラフ	44
三角関数の対称性	44
三角関数の定義	44
三角測量	38
三角比	41
三角比の逆数	43
三角比の相互関係	43
sin	41
指数関数	9
指数関数・対数関数の極限公式	23
指数関数の形状	11
指数関数の定義	10
指数法則	11
自然対数	22
自然対数の底	2, 21
収束	90
上端	106
商の微分公式	67
常用対数	20
常用対数と表記法	25
剰余項	96
初期条件	142

真数	19
真数条件	18
シンプソンの公式	134
数値積分	119, 127
数値積分の基礎	128
数列	84
数列の和	82
正弦	41
正接	41
セカント	42
積の微分公式	67
積分	4
積分計算の基本	110
積分公式	110, 115, 116
積分公式の拡張	118
積分の基礎概念	105
積分の線形性	111
積分変数の定数倍と平行移動	114
積分法の応用	127
全身クリアランス（CL_{tot}）	117, 145

た行

台形公式	130, 132
代謝	146
対称性に関する定積分の性質	111
対数関数	17
対数関数の形状	19
対数関数の定義	18
対数関数の微分公式	78
対数微分法	64, 76
対数法則	20
対数目盛	26
滞留時間の分散（VRT）	105
単調増加	11
tan	41
置換積分	119
置換積分の公式	119
定常状態	82
定積分	106, 121

定積分と面積	106	
定積分の置換積分	121	
定積分の定義	129	
定積分の部分積分	124	
導関数	24, 58, 79	
導関数と微分	61	
等比級数	86, 89	
等比数列の部分和の公式	85	
特殊解	142	
度数法	39	

な行

長さ	37
2項定理	103
ネイピア数	2, 21
濃度変化	1

は行

排泄	146
発散	85, 90
半減期	3
微積分学の基本定理	109
被積分関数	106, 118, 122, 128
微分	1, 24
微分型速度式	144
微分可能	59

微分係数	58
微分公式	66
微分する	62
微分積分	2
微分の基礎概念	57
微分方程式	74, 127, 140
微分方程式の解	141
微分方程式の基礎	138
微分方程式を解く	141
微分法の応用	81
不定積分	109, 119
不定積分と定積分の関係	109
部分積分	122
部分積分の公式	123
部分和	84
フーリエ解析	38
分布	146
平均滞留時間（MRT）	105
べき関数	10
べき級数	89
べき級数と微分係数	91
変化率	59
変数分離型	142
変数を分離する	143
補角	44
補角の公式	44

ま行

マクローリン展開	81, 95
マクローリンの定理	95
マクローリンの定理と近似	97
無限	85
無限数列	84
無理数	2
モーメント解析	105

や行

薬学に登場する微分方程式と応用	144
薬物速度論	57
有限数列	84
余角	42
余角の公式	42
余弦	41

ら行

ラジアン［rad］	40

わ

和・差・積・商の微分公式	66
和・差・定数倍の微分公式	67

――著者プロフィール――

鈴木　桜子（すずき　さくらこ）
昭和大学富士吉田教育部専任講師

1988 年　九州大学理学部化学科卒業
1988 年　東芝 ULSI 研究所勤務
東芝退職後，複数の予備校にて数学担当講師として勤務
その傍ら，横浜市教育委員会主催教文セミナーにて数学系講座を担当
2001 年　お茶の水女子大学理学部数学科卒業
2003 年　お茶の水女子大学大学院
　　　　　人間文化研究科数理・情報科学専攻
　　　　　博士前期課程修了
2008 年　お茶の水女子大学大学院
　　　　　人間文化研究科複合領域科学専攻
　　　　　博士後期課程修了
　　　　　博士（理学）（お茶の水女子大学）
2008 年～お茶の水女子大学，芝浦工業大学，学習院大学，関東学院大学，東京海洋大学にて非常勤講師
として数学系科目を担当
2015 年より現職
専門：確率論，数学教育
著書：大学生のための役に立つ数学（共立出版），ミニマム演習微分・積分（学術図書出版）
愛知県出身
趣味はボクシングの観戦と実践（サンドバッグと戯れたりスパーリングしたり）

入門医療数学 ―医療を科学的に理解するために―

定価（本体 3,800 円＋税）

2018 年 3 月 20 日　　初版発行 ©

著　　　者　鈴　木　桜　子
発 行 者　廣　川　重　男

印 刷・製 本　㈱アイワード
表紙デザイン　㈲羽鳥事務所

発 行 所　京 都 廣 川 書 店
　　　　　東京事務所　東京都千代田区神田小川町 2-6-12 東観小川町ビル
　　　　　　　　　　　TEL 03-5283-2045　FAX 03-5283-2046
　　　　　京都事務所　京都市山科区御陵中内町　京都薬科大学内
　　　　　　　　　　　TEL 075-595-0045　FAX 075-595-0046

　　　　　　　　　　　URL：http://www.kyoto-hirokawa.co.jp/

―――― 京都廣川・刊行書（4）――――

★"パザパ"薬学演習シリーズ★

pas à pas（フランス語）とは一歩一歩 step by step！ 1ページ完結のやさしい問題を繰り返し解くことで，自然に基本が理解できる．毎日の講義の復習・確認に最適．数百題の豊富な問題を収載．通学中にも利用できるハンディサイズ．　　　　　　　　　　　　　　　　　　B6判

❶ 薬学分析化学演習〔第2版〕
田和理市・児玉頼光・松田 明　2,800円（税別）

❷ 物理化学演習〔第2版〕
三輪嘉尚・青木宏光　3,800円（税別）

❹ 有機化学演習
上西潤一／和田昭盛　3,800円（税別）

❺ 物理薬剤学・製剤学演習〔第2版〕
荻原琢男・尾関哲也・森部久仁一　2,800円（税別）

❻ 薬物速度論演習
灘井雅行／荻原琢男・林 弥生　2,800円（税別）

❼ 薬学計算演習〔第2版〕
黒澤隆夫・豊田栄子　3,200円（税別）

❾ 生物薬剤学演習
伊藤清美・荻原琢男・宮内正二　2,800円（税別）

❿ 調剤学演習
小林道也・齋藤浩司・唯野貢司・千葉 薫　2,800円（税別）

⓫ 衛生薬学演習〔第2版〕
緒方文彦・川﨑直人・関 庚善・渡辺徹志　3,400円（税別）

⓬ 薬事関係法規演習〔第2版〕
山本いづみ　3,200円（税別）

⓭ 生化学演習
野尻久雄／唐澤 健・佐々木洋子・山下 純　3,800円（税別）

―――― ◆ ――――

★臨床での複合的事象を解く鍵は何か？ズバリ基礎力！★

学部生が理解できる（模擬）症例を基礎分野に因数分解することにより，基礎力の重要性を再認識させることを狙った問題集．

岩城正宏・齋藤浩司・灘井雅行　編著

リアリスティック 薬学複合問題
B5判　206頁　4,000円（税別）

リアリスティック 続・薬学複合問題
B5判　192頁　4,000円（税別）

京都廣川書店
KYOTO HIROKAWA　　URL: http://www.kyoto-hirokawa.co.jp/